Dᴿ HENRY COLLIN FILS

SAINT-HONORÉ ʟᴇs BAINS

(NIÈVRE)

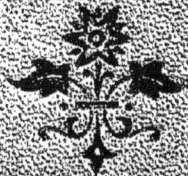
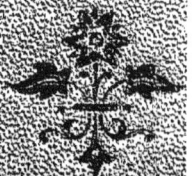

À Mr le Dr Landry

Hommage de l'Auteur

Dr Lewÿ(?) ...

SAINT-HONORÉ-LES-BAINS

(NIÈVRE)

EAUX THERMALES
SULFUREUSES, SODIQUES & ARSENICALES

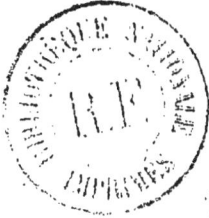

PAR

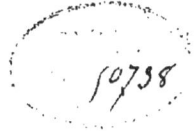

LE Dr HENRY COLLIN

Lauréat de la Faculté de médecine de Paris,
Médecin consultant à Saint-Honoré

PARIS

IMPRIMERIE HENRI JOUVE

23, RUE RACINE, 23

--

1886

AVANT-PROPOS

En écrivant ce livre, dont j'ai puisé les principaux éléments dans ma thèse inaugurale (1), j'ai voulu appeler de nouveau l'attention du corps médical sur la station thermale de Saint-Honoré et sur ses eaux sulfurées sodiques et arsenicales.

Ces eaux sont les seules sulfureuses sodiques du centre de la France, ce sont les seules eaux thermales françaises dans lesquelles l'analyse chimique ait révélé la coexistence du soufre et de l'arsenic.

Si la grande expérience de notre père, le Dr E. Collin, depuis vingt-six ans médecin inspecteur de cette station qui lui doit aujourd'hui la place importante qu'elle occupe dans la thérapeutique hydrominérale, nous a constamment servi de guide, nous avons profité également de tout ce qui a été écrit par les anciens inspecteurs Racle et Allard, et par nos maîtres en hydrologie.

Parmi les observations que nous citerons, quelques-unes sont inédites et ont été recueillies

---

(1) Couronnée par la Faculté de médecine de Paris.

par nous pendant les trois dernières saisons de 1883-1884-1885. Les autres ont été empruntées à la collection si nombreuse et si variée réunie par notre père.

Le médecin inspecteur de cette station a bien voulu écrire lui-même le cinquième chapitre de ce travail, dans lequel il passe en revue les résultats thérapeutiques obtenus à l'aide des eaux de Saint-Honoré bues loin des sources.

Nous avons cru devoir diviser ce travail en cinq parties ou chapitres comprenant :

I° La description générale et l'historique des thermes de Saint-Honoré ;

II° L'exposé des propriétés physiques et chimiques de leurs eaux ;

III° Leurs différents modes d'administration et les effets physiologiques qu'elles produisent ;

IV° Leurs principales applications thérapeutiques ainsi que leurs contre-indications ;

V° Les effets thérapeutiques des eaux de Saint-Honoré bues loin des sources.

Une table des matières des plus détaillées facilitera, nous l'espérons, les recherches que les médecins pourraient avoir à faire au sujet des différentes affections traitées à Saint-Honoré.

INDEX BIBLIOGRAPHIQUE

I. — Partie historique.

» BERTHAUD LÉONARD. *Aymoin. Née de la Rochelle.*

» GUY-COQUILLE . . Histoire du Nivernais.

» CAZIOT, curé de Saint-Honoré. Ses *Notes* ont été publiées par M. Gueneau dans le *Journal de la Nièvre*.

» BAUDIAU (l'abbé) . Le Morvand.

» BULLIOT . . . . Mémoires de la Société Eduenne.

» — . . . . Essai sur le système défensif des Romains dans le pays Eduen.

1853 AVRIL (J. B.) . . . Annales des actes et délibérations du conseil général de la Nièvre de 1787 à 1853. (T. II, pages 178 et suivantes.)

1865 E. COLLIN ET CHARLEUF. { Guide médical et pittoresque à Saint-Honoré.

1873 DOCTEUR BOGROS . A travers le Morvan.

» GUÉNEAU . . . . St-Honoré-les-Bains. Notice historique.

II. — Partie médicale (1).

1814 BACON-TACON. . . Observation sur la nature et les heureux effets des eaux thermales de Saint-Honoré-les-Bains (Nièvre). (*Lyon.*)

(1) Dans cet index bibliographique ne sont pas compris les différents articles publiés dans les journaux de médecine par MM. Racle, Allard, Collin, etc.

1817 PILLIEN. . . . . Essai topographique, etc., sur les eaux de Saint-Honoré. (*Auxerre.*)

1852 OSSIAN HENRY : . Eau minérale sulfureuse et thermale de St-Honoré-les-Bains.

1859 ALLARD . . . . Les eaux thermales et sulfureuses de Saint-Honoré. (*Strasbourg.*)

1859 ALLARD . . . . Note sur l'aménagement des eaux et des vapeurs sulfureuses à Saint-Honoré.

» — . . . . . Du traitement de la scrofule par les eaux sulfureuses. (*Annales de la Société d'hydrologie*, t. V.)

» — . . . . . Des eaux sulfurées thermales de St-Honoré. (*Gazette des Eaux.*)

» — . . . . . Notice sur les eaux sulfureuses thermales de Saint-Honoré.

» — . . . . . Eaux de Saint-Honoré. Esquisse d'une monographie. (*Revue d'hydrologie médicale*, 1re année, p. 60 et suivantes.)

» — . . . . . Considérations sur le traitement thermal des affections pulmonaires. (*Annales de la Société d'hydrologie*, t. III.)

1860 — . . . . . Le rhumatisme à Saint-Honoré. (*Annales de la Société d'hydrologie*, t. VII.)

1861 — . . . . . Essai sur l'arthritis des viscères. (*Annales de la Soc. d'hydr.*, t. VII.)

1864 E. COLLIN . . . . Du traitement des affections pulmonaires par les inhalations de Saint-Honoré. (*Annales de la Société d'hydrol.*)

1865   E. COLLIN   { Guide médical et pittoresque à
        ET CHARLEUF. {   Saint-Honoré. (*Moulins*.)

1872 E. COLLIN. . . . Saint-Honoré-les-Bains. Eaux sul-
                        furées sodiques.

1874   —   . . . . Du diagnostic de la congestion
                        pulmonaire de nature arthri-
                        tique et de son traitement par
                        les eaux de Saint-Honoré.

1875   —   . . . . — Etudes médicales sur Saint-
                        Honoré.

1879 BREUILLARD . . . Les eaux thermales de Saint-Ho-
                        noré-les-Bains. Etude médicale.

1880 E. COLLIN. . . . La goutte et le rhumatisme. (*An-
                        nales de la Société d'hydro-
                        logie.*)

1881 BINET . . . . . Etude clinique et climatologique
                        sur Saint-Honoré.

1883   —   . . . . . Saint-Honoré-les-Bains. Guide
                        descriptif, naturaliste et mé-
                        dical.

  » E. COLLIN. . . . Du diagnostic des affections pul-
                        monaires de nature arthritique.

1885   —   . . . Etude pour servir au diagnostic
                        de l'herpétisme.

  » BINET . . . . . Influence des eaux de Saint-
                        Honoré sur la capacité vitale
                        et la sécrétion urinaire.

1885 HENRY COLLIN . . Etude historique et médicale sur
                        les eaux de Saint-Honoré-les-
                        Bains.

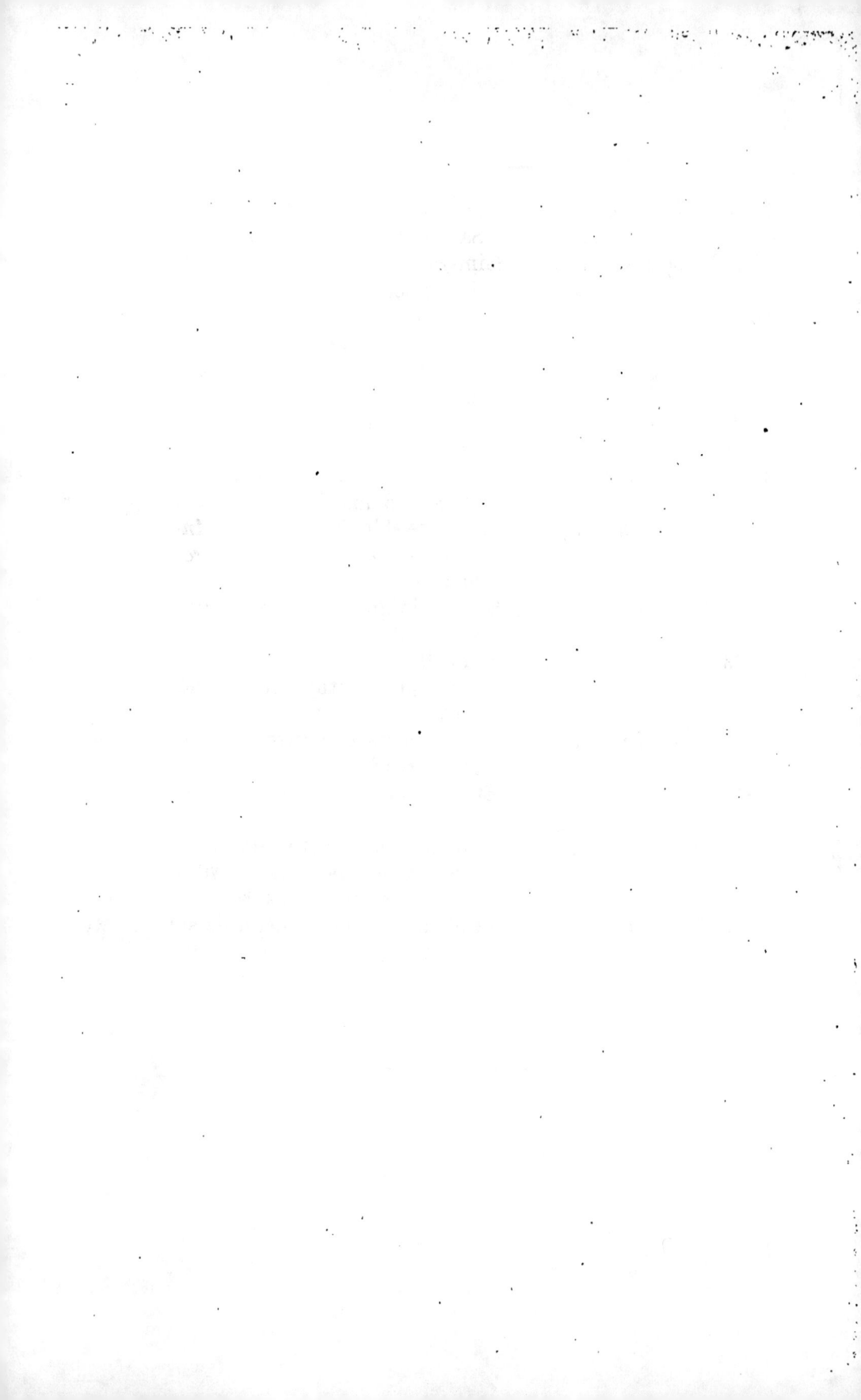

Sᵀ-HONORÉ-LES-BAINS

(NIÈVRE)

EAUX THERMALES SULFUREUSES SODIQUES ET ARSENICALES

———◆———

CHAPITRE PREMIER

DESCRIPTION GÉNÉRALE & HISTORIQUE

—

§ 1ᵉʳ. *Description générale.*

Le bourg de Saint-Honoré, qui a donné son nom
à cette station thermale, est situé dans le département de la Nièvre, à 10 kilomètres de Remilly (*ligne
de Nevers à Chagny*) et à 9 kilomètres de Vandenesse-
Saint-Honoré (*ligne de Nevers à Clamecy, par Cercy-
la-Tour*).

Disposé en amphithéâtre sur les premiers contre-
forts des montagnes du Morvan qui le dominent
à l'E. et au N., à l'origine des vastes plaines du Nivernais qui s'étendent jusqu'à l'horizon à l'E. et au
S. O., il est environné presque de tous côtés par de
nombreuses forêts qu'interrompent çà et là de pittoresques vallées.

Grâce à sa situation topographique, cette station
thermale jouit de tous les avantages pittoresques des

1

pays de montagnes, sans en présenter les inconvénients habituels : chaleurs accablantes vers le milieu du jour, matinées et soirées très fraîches, orages d'une fréquence et d'une violence extrême.

Son altitude (302 m.), peu élevée comparativement à celle des autres stations thermales sulfureuses, présente de précieux avantages sur lesquels nous aurons, à plusieurs reprises, l'occasion d'insister dans le cours de ce travail.

Saint-Honoré est situé sur la ligne isotherme de 11°; tandis que Paris est situé sur l'isotherme de 10°.

Bien qu'environnée de forêts, qui dans la plupart des pays emmagasinent l'humidité résultant des précipitations atmosphériques, des orages, dont elles déterminent la fréquence, cette région du Morvan se débarrasse rapidement du trop-plein des eaux pluviales, grâce à l'imperméabilité de son sous-sol dont la pente est considérable.

Ainsi que nous avons pu le remarquer nous-même depuis de nombreuses années, les hautes cimes boisées qui dominent au loin Saint-Honoré du N. au S. E. le protègent contre les orages qu'elles attirent sur leurs crêtes.

Naissant le plus fréquemment à l'E. ou au S., les orages vont, en suivant une courbe pareille à celle que décrivent ces montagnes, de l'E. au S. et à l'O., ou quelquefois du S. à l'E. et au N., et ne s'arrêtent pas sur Saint-Honoré.

Le printemps est souvent pluvieux à Saint-Honoré, en revanche, l'été et l'automne, époques de la saison thermale, y sont très beaux.

L'air que l'on respire dans cette station thermale est d'une grande pureté, grâce aux forêts voisines ainsi qu'aux émanations des grands bois de pins et de sapins situés à quelques pas du bourg et de l'établissement.

« Les baigneurs qui vont utiliser les eaux thermales de Saint-Honoré, dit Elisée Reclus (1), reviennent ravis des paysages gracieux et nobles que leur ont offerts les bois, les étangs, les sources et les rochers. »

Cette remarque est des plus vraies, toutes les personnes qui connaissent Saint-Honoré et ses environs ont pu le constater.

Si l'exercice est un des adjuvants les plus précieux du traitement hydriatique, il faut toutefois qu'il soit pris dans de sages mesures.

« Il est très heureux, à ce propos, dit le Dr Breuillard (2), que dans les environs de Saint-Honoré il n'y ait point de glaciers à explorer ni de pics à gravir. On n'a pas à redouter ces fâcheux accidents que l'on observe chaque année dans les stations des Pyrénées, des Alpes et de l'Auvergne.

« Dans ces conditions, il arrive fréquemment que les malades veulent tout voir et perdent ainsi le bénéfice de leur traitement. »

Très riches en sites des plus pittoresques, les alentours de Saint-Honoré fournissent des buts de promenade très rapprochés, qui permettent aux malades

(1) Elisée Reclus, *Géographie de la France.*
(2) Breuillard, *Etude sur Saint-Honoré.*

de prendre, sans fatigue, un exercice des plus salutaires.

Malgré la marche incessante de ce que l'on est convenu d'appeler le progrès, ce pays a conservé, surtout du côté de la montagne, ses légendes, ses vieilles coutumes, des superstitions empreintes d'une véritable originalité et des plus intéressantes à étudier.

Les archéologues trouveront à Saint-Honoré même et dans ses environs de nombreuses traces de l'occupation romaine.

Cette partie du Morvan offre en outre aux amateurs d'histoire naturelle un champ d'étude des plus variés.

Sa situation géologique est telle qu'ils pourront étudier en même temps la flore, la faune et les roches des deux terrains si différents l'un de l'autre, au point d'intersection desquels jaillissent les sources (1).

Les botanistes trouveront de précieux renseignements dans la notice sur la flore de cette station écrite par notre savant confrère d'Autun, M. le Dr Gillot.

M. Maurice de Laplanche a étudié avec le plus grand soin la faune de Saint-Honoré.

Depuis quelques années on donne avec raison une importance considérable à l'étude de la géologie

---

(1) Nous avons, depuis plusieurs années, réuni une collection des plantes, des roches et des fossiles de Saint-Honoré et de ses environs. Nous la mettons complètement à la disposition des personnes qu'elle pourrait intéresser.

dans ses rapports avec l'origine et la constitution des eaux minérales.

Qu'il nous soit permis de résumer ici tout ce que l'on a écrit, à notre connaissance, sur la constitution géologique de Saint-Honoré et de ses environs.

Le bourg de Saint-Honoré est situé « dans les orthophyres à mica noir, dit M. M. Levy (1). Dans la traversée du village, il existe au moins trois filons, un de porphyre à quartz globulaire qui aboutit à l'établissement même et vient buter contre la faille, au droit des puits dans lesquels jaillissent les sources. Deux autres filons de microgranulite se dirigent de Saint-Honoré vers Moulins-Engilbert. »

Les sources thermales viennent sourdre au fond de la grande faille terminale O. du Morvan, à la limite précise des terrains jurassiques de la plaine du Nivernais et des terrains primitifs représentés au voisinage de l'établissement par du porphyre à quartz globulaire (*carrière des Garennes*), de l'orthophyre à mica noir (*carrière derrière l'Hôtel des bains*), des veinules pyriteuses avec quartz corné, de la fluorine violette (*derrière les salles d'inhalation*).

Dans les environs de Saint-Honoré les terrains cristallins sont représentés par les roches suivantes :

1º Porphyre, tufs porphyritiques, granite porphyroïde, microgranulite, orthophyres à mica noir, porphyre à quartz globulaire : *le Bourg, Tirgage, le Désert, Mont, le mont Genièvre;*

(1) *Bulletin de la Société géol. de France*, 3ᵉ année, t. VII p. 190.

2º Quartz : *la Queuldre, les Wouavres,* la *Vieille-Montagne* (quartz dévonien);

3º Quartz avec pyrites de fer arsenicales, baryte, hématite, oxyde de manganèse : *Champrobert* (1); pyrites de fer avec baryte et fluorine, *le Vernet;* fluorine blanche, verte et violette, *Las;*

4º Porphyrite micacée, galène argentifère : *Glux, Argentol.*

Ces terrains viennent aboutir à la grande faille et font alors place aux terrains stratifiés :

1º Alluvions modernes. Le long des cours d'eaux : *Ruisseau de Chèvre, Dragne, Halène, Aron;*

2º Terrains tertiaires : argiles grisâtres, sables quartzeux, graviers siliceux : *bois du Defend,* de *Morillon,* de *l'Hâte.*

Calcaire à entroques et terre à foulon : *carrières de Vandenesse, Couze, Morillon, Mary.*

Oolithe ferrugineuse : *Moulin d'Isenay, Saint-Honoré* (2). Gisements ferrugineux : *Vandenesse (sur la*

---

(1) Dans cette localité, ainsi qu'au village du *Puits* (route de Saint-Honoré au mont Beuvray), se trouve une lentille de marbre saccharoïde autrefois exploitée. Des fragments de cette roche, connue sous le nom de marbre de Champrobert, du Puits, ont été trouvés dans les ruines de l'antique Augustodunum (Bulliot) et dans les fouilles faites en 1860 dans la cathédrale de Tours. (Abbé Chevalier.)

(2) Dans une carrière actuellement abandonnée et située derrière le chalet Charleuf, les amateurs de conchyologie peuvent recueillir une collection aussi nombreuse que variée de coquilles fossiles : ammonites, oursins, bélemnites, térébratules, encrines, etc. Notons, en passant, que de l'autre côté du sentier qui sépare cette carrière d'une autre carrière également abandonnée, se trouvent dans un bas-fond plusieurs mûriers qui, chaque

*rive gauche de la Dragne, au nord des carrières de cal-
caire à entroques).* Marnes vésuliennes et supralias-
siques, *Moulins-Engilbert.* Calcaire à gryphées, *Moulins-Engilbert* (la *Lieut-Mer*).

Nous avons récemment rencontré dans le bassin
même de la Crevasse, l'une des sources de Saint-Honoré, une roche particulière que nous avons vaine-
ment recherchée autour des autres sources ou dans
leur voisinage.

La rareté de cette roche, les cristaux de minerai
qui apparaissaient à sa surface nous ont engagé à
l'étudier avec soin.

Notre ami, M. Weiszacker, ingénieur, a bien voulu
nous donner à son sujet les détails suivants, extraits
d'une note manuscrite que nous publierons en entier
dans un prochain travail.

« L'échantillon recueilli au point d'émergence de
la source la Crevasse contient de la pyrite de fer lo-
calisée en petits amas et faisant, de préférence, élection de domicile sur les plans de clivage et dans
l'intérieur des géodes qui, à la vérité, sont peu nombreuses.

Cette localisation en amas, sans intéresser la masse
de la roche, nous a donné l'idée bien naturelle de
détacher ces cristaux à la pince d'acier et de les ana-
lyser séparément.

La pyrite de fer chimiquement pure répond à la

année, donnent d'excellents fruits. Ce sont les seuls que nous
connaissions dans cette région du Morvan.

formule suivante $Fe\,S^2$, qui donne à ce corps la composition suivante :

Soufre. 46,66
Fer. 53,33
                    ———
                    99,99

Nous avons trouvé, pour les cristaux détachés, une composition très voisine de la composition théorique. Voici ces chiffres :

Soufre. 45,90
Fer. 52,01
Pertes et inconnu. . 2,09
                     ———
                     100,00

Un échantillon de cette même roche a été analysé, en outre, par M. P., chimiste distingué.

« C'est, nous écrit-il, une argile colorée par de l'oxyde de fer libre et des traces de manganèse. J'ai d'abord analysé la pyrite de l'échantillon de la roche constituant les cheminées par lesquelles sourdent les eaux de la source, et analysé à part cet échantillon, qui est à peu près exempt de pyrites à l'intérieur de la roche. L'analyse donne en centièmes :

Silice 77,60
Alumine. 16,00
Chaux. . . . ⁏ . . 0,70
Magnésie. 0,50
Oxyde de fer. . . . 2,90 Fer, 2,30
Soufre. 0,90
Eau combinée et C^{o2} . 1,10
                     ———
                     99,70

« La pyrite cristallisée entourant cette roche est de la *Marcassite* ou pyrite blanche $Fe\,S^2$; je n'ai pas déterminé exactement sa composition, ces pyrites étant ordinairement pures. J'ai cherché seulement à voir s'il n'y avait pas de métaux précipitables par la liqueur sulfhydrique.

L'essai m'a démontré qu'il n'y avait pas de cuivre, mais seulement un peu d'*arsenic* dans la proportion de 0 0/0 66, soit *un peu plus de 1/2 pour cent.*

Nous avons cru devoir citer les résultats de ces analyses qui ont une importance capitale au point de vue de la composition de Saint-Honoré.

La présence du soufre, du fer et de l'arsenic dans les roches qui constituent la cheminée par laquelle émergent les eaux de la Crevasse, vient corroborer les analyses faites sur les eaux elles-mêmes par MM. Ossian Henry et Personne.

On verra, du reste, dans la suite de ce travail, que l'arsenic existe, en outre, dans les boues des eaux de Saint-Honoré et dans la barégine et la sulfuraire de la source la Crevasse.

§ 2. *Historique.*

Epoques celtique et romaine. — Existait-il, avant l'invasion romaine, des habitations gauloises sur l'emplacement actuel du bourg de Saint-Honoré, ses eaux thermales étaient-elles connues et employées à cette époque? Il serait difficile de répondre à ces deux questions.

Léonard Berthaud, minime, mort à Autin en 1602, assure cependant, mais sans preuves sérieuses à l'appui de son assertion, que le bourg de Saint-Honoré

1.

est situé sur le même emplacement de l'antique *Ar-
bandal*, ville gauloise de 20,000 habitants.

Quelques pièces de monnaie et des fragments de
bronze à demi calcinés, découverts par nous près du
cimetière actuel, une grossière agrafe de manteau,
également en bronze, que nous avons trouvée cette
année en fouillant le long de la voie romaine à son
entrée dans le village, sont les seuls vestiges gaulois
rencontrés à Saint-Honoré (1).

En creusant les fondations de plusieurs maisons
du bourg, en pratiquant les travaux de captation
des sources, on a trouvé bon nombre de substructions
romaines, mais il aurait fallu creuser encore plus
profondément, traverser non seulement les *strata*
romains, mais encore la couche d'argile sur laquelle
ils reposent d'ordinaire (Charleuf), pour rencontrer
les traces des ruines gauloises amoncelées lors du
passage des légions de César.

Si ce point de l'histoire de Saint-Honoré est environné d'une profonde obscurité, il est certain que,
lors de l'invasion de la Gaule, les Romains comprirent
tous les avantages qu'ils pouvaient retirer de ces
sources thermales.

Habitués aux bains chauds dont ils faisaient un si
fréquent usage, et désireux de retrouver dans le
pays envahi les jouissances auxquelles ils étaient ac-
coutumés, les Romains construisirent près de ces

---

(1) En faisant des fouilles dans une des deux galeries servant
autrefois à l'extraction de minerai de fer et situées sous le
dolmen (aujourd'hui détruit) du Prabis, M. C. Charleuf découvrit une médaille gauloise, dite de la ligue contre Arioviste.

sources un magnifique établissement balnéaire.

Nous en trouvons une preuve irrécusable dans les ruines des Thermes romains découverts lors des fouilles que fit exécuter *M. le marquis Théodore d'Espeuilles*, et dans les nombreuses pièces de monnaie recueillies au fond des puits bâtis par les Romains pour capter les sources.

Ces pièces de monnaie, au nombre de près de six cents, portent l'effigie des empereurs : *Germanicus, Vespasien, Trajan, Antonin le Pieux, Marc-Aurèle, Commode, Septime Sévère, Constantin, Valentinien,* et font aujourd'hui partie de la collection particulière de M. le général marquis d'Espeuilles.

Dans la suite de ces nombreuses pièces de monnaie romaines qui remontent jusqu'à *Tibère,* mais parmi lesquelles il ne se trouve pas une seule pièce de monnaie gauloise, on peut constater de nombreuses interruptions.

M. *Bulliot,* cet archéologue si distingué auquel on doit la découverte, au sommet du mont Beuvray, de l'antique *Bibracte,* le dernier rempart de l'indépendance éduenne, a démontré que ces lacunes correspondaient exactement aux perturbations survenues en Gaule du premier au cinquième siècle.

« Les premières (pièces de monnaie) en date, dit-il, celles de Germanicus, prouvent que ces eaux étaient fréquentées sous Tibère. Elles (les sources) subirent des destructions communes à tous les établissements de la Gaule, et l'on remarque, dans la série de leurs monnaies, l'absence des empereurs dont le règne fut

marqué par les principales invasions, tels que Cara-
calla, Aurélien, Probus (1). »

Il existe dans le Morvan plusieurs fontaines ou
sources qui jouissent de la réputation de guérir bon
nombre de maladies.

« Le malade, dit l'*abbé Baudiau* dans son livre « *le
Morvand* », s'y rend de nuit sans être aperçu d'âme
qui vive. Arrivé près de la fontaine, il lui dit mys-
térieusement : « *Bonjour, fontaine, donne-moi ton
bonheur que je te donne mon malheur!* » Puis, formant
rapidement trois fois le signe de la croix au-dessus
avec le sou d'offrande qu'il doit laisser, il se retourne
brusquement, lance la pièce de monnaie par-dessus
son épaule gauche et disparaît. »

« Le curieux ou l'archéologue qui voudront assister à ces derniers spectacles de la foi celtique, devront se trouver avant l'aurore au sommet du mont
Beuvray ou dans les fourrés le premier mercredi de
mai. Un certain nombre de villageois et villageoises,
à jeun, gravissent la montagne à la pointe du jour,
avant la foire.

« Ils se rendent successivement aux deux fontaines
principales, celle de Saint-Pierre et surtout celle de
Saint-Martin (2), s'y agenouillent, prient et boivent
de l'eau. C'est alors qu'ils déposent leurs vœux, *refe-
runt vota*, comme au temps d'Eumène.

---

(1) Bulliot, *Essai sur le système défensif des Romains dans
le pays Eduen.*
(2) On ne compte pas moins de huit fontaines sacrées autour
de Beuvray : pour les moutons, on offre de la laine non filée à
celle de Saint-Gengoux; pour le gros bétail un sou ou un œuf à

Ces vœux consistent en pièces de monnaie, en objets de consommation, œufs et fromages..... Les nourrices se lavent le sein dans la source, afin d'obtenir un *bon nourrissage,* d'autres vont au rocher du Pas-de-l'Ane, ombragé par deux hêtres séculaires. Là, dans une cavité qui, du temps des fées, représentait sans doute l'empreinte du pas de la monture de quelque *Epona,* protectrice du bétail, ils puisent les gouttes d'eau laissées par la pluie dans l'excavation, comme un spécifique contre la fièvre et autres maux, ne comptant sur la guérison qu'après avoir déposé à leur tour une offrande (1). »

L'eau de l'Arroux, celle de la fontaine Saint-Pierre (Brion) débarrassent les malades, moyennant une légère offrande, de la fièvre qui les mine.

Nous pourrions multiplier les exemples, bornons-nous à renvoyer les lecteurs aux deux très savantes monographies de M. Bulliot (2) et de M. l'abbé Lacreuze (3).

Ces pratiques d'un autre âge, souvenir lointain de ce culte de l'eau si poétique et si répandu dans les Gaules, pourrait peut-être expliquer la présence du grand nombre de pièces de monnaie recueillies dans les puits servant au captage des sources.

Ce n'est pas seulement autour de l'établissement

---

celle de Vanoise ; pour le lait, un fromage à celle de Sainte-Valburge, dans les bois de Brunehix, etc. (Bulliot.)

(1) Bulliot, *la Foire de Bibracte.*

(2) Bulliot, *Du culte de l'eau sur les plateaux éduens.*

(3) Abbé Lacreuze, *Note sur les pratiques superstitieuses observées dans le Morvan.*

que l'on peut constater la présence de nombreuses ruines romaines.

Elles abondent dans le bourg de Saint-Honoré ainsi qu'aux alentours, commencent à l'entrée du village et se prolongent à l'O. en suivant les voies romaines, ainsi qu'au N. E. jusque dans les bois de l'*Hâte*, des *Loges* et de *Vandenesse*.

On rencontre, dans presque tous les champs voisins du village et des voies romaines qui le traversent ou le longent, des fragments de tuiles à rebord et des débris de poteries dont plusieurs portent le nom de l'ouvrier, tel ce fragment où l'on pouvait lire ces deux mots : BITVRIX FECIT, et cet autre portant l'empreinte suivante : BIBRACI.OFF. (Pièce appartenant à notre collection.)

Il y a plusieurs années, on retira successivement d'un puits romain : une flûte en os, un crochet et une anse en fer, une chaîne de métal, une patère, plusieurs pièces de monnaie, des fragments de poterie samienne, des vases à boire décorés de sujets cynégétiques et deux petites figurines en terre blanche, dont l'une d'elles était estampillée du nom de PISTILLVS.

Plusieurs de ces puits servent encore à l'usage des habitants du bourg ou des hameaux voisins.

Trois voies romaines passaient à Saint-Honoré.

L'une d'elles, celle des Itinéaires, partait d'*Autun* pour gagner *Decize* par le *Beuvray Sanglier*, le *Niret*, *Saint-Honoré* et *Alluy*.

Cette voie est encore très visible entre *Sanglier* et le *Niret ;* sur le talus gauche de la route, nous y avons souvent rencontré des débris de tuiles et de poteries romaines. A l'entrée S. E. du bourg de Saint-Honoré, on la retrouve presque intacte ; les habitants lui donnent le nom de « *chemin ferré* ».

La seconde allait de *Château-Chinon* à *Saint-Honoré* par *Traclin, Poiseux* et *Onlay*.

Il en existait enfin une troisième, dont on retrouve des traces près du château de la Montagne, et dans les bois du *Defend* et des *Loges*.

Tels sont les vestiges de l'occupation romaine rencontrés jusqu'ici à Saint-Honoré ; ajoutons que non seulement l'emplacement du bourg et de l'établissement actuels, mais encore ses environs, furent occupés par les envahisseurs.

L'étymologie latine des localités voisines : *Preporché, Villapourçon, Montjou, Villars-le-Canis, Vinicien,* etc., l'indique suffisamment.

De nombreuses discussions ont eu lieu au sujet du nom que portaient sous la domination romaine les Thermes de Saint-Honoré.

La table de Peutinger porte : « *Aquæ Nisinei* », c'est du reste la leçon proposée par *Bacon* d'après *Aymoin* (édition de Venise, 1500).

Monseigneur *Crosnier* croit reconnaître dans le village d'*Anizy* (Nièvre) le souvenir de *Aquæ Nisinei*, par abréviation *A... nizy*. « Sans doute, dit-il, Anizy est encore un peu éloigné des eaux de Saint-Honoré, mais ne serait-il pas possible que les habitants, après la ruine de leurs demeures placées auprès de ces eaux, se soient fixés au bas des montagnes et aient donné à leurs nouvelles habitations le nom du lieu qui les avait vus naître? »

Il est aujourd'hui reconnu que les Thermes de Saint-Honoré sont bien l'*Aquæ Alisencii* de la table de Peutinger.

« La commission de la topographie des Gaules, dit **M. A. Bertrand**, lit sur la table *Aquæ Alisencii* et non *Aquæ Nisinei*, ainsi qu'on lit ordinairement. Or, en cherchant dans la direction de Decize, à trente-deux lieues gauloises comme l'indique la table, un établissement thermal situé sur une voie romaine, on tombe juste à Saint-Honoré. »

En outre, « si l'on relève, dit *Charleuf*, sur la carte de Peutinger les deux voies romaines qui, partant d'Autun, contournent le mont Beuvray au N. et au S., et dont la première traverse Saint-Honoré même, si l'on applique ce calque sur une carte moderne où ces deux voies seront retracées, on constate entre l'*Aquæ Alisencii* de la table Théodosienne et le bourg actuel de Saint-Honoré, une coïncidence qui exclut toute autre attribution ».

Aymoin, savant bénédictin de Fleury-sur-Loire, parle de Saint-Honoré dans son traité de « *De antiquitatibus ecclesiasticis* » (*Cologne*, 1500).

Ce chroniqueur rapporte que ce bourg fut ruiné par J. César et que plus tard les Romains y construisirent des Thermes, où des soldats, laissés en Nivernie sous les ordres de C. A. Reginus, trouvèrent la guérison d'une lèpre hideuse dont ils étaient infectés.

Il décrit ce qui restait des Thermes, à son époque, avec des détails de construction que les fouilles, effectuées il y a plusieurs années, ont parfaitement justifiés.

Après une prospérité de plusieurs siècles, ces Thermes disparurent, d'après certains archéologues, lors de l'invasion des Vandales et autres peuples du nord de la Germanie (cinquième siècle). D'autres prétendent que Saint-Honoré fut détruit en 731 par les Sarrasins appelés par Moronte, gouverneur de Marseille, et favorisés par les seigneurs de Bourgogne.

Telle n'est pas l'opinion de notre ami regretté C. Charleuf. D'après lui, l'existence de Saint-Honoré, en tant qu'établissement public, ne dépassa guère l'an 400.

Moyen âge. Temps modernes. — Au douzième siècle (*Née de la Rochelle*), en 1010 (*Charleuf*), les ruines des Thermes appartenaient au prieuré fondé sous le vocable de Saint-Honoré, par *Hugues de Châtillon*, seigneur de la Montagne, et donné par lui aux Bénédictins de la Charité-sur-Loire.

Désireux de mettre fin aux superstitions dont ces sources étaient l'objet et de tirer en même temps un parti quelconque de l'emplacement de l'antique établissement, ces moines transformèrent en un vaste étang une partie du parc actuel.

Pour cela, ils construisirent des digues dont on a retrouvé des vestiges, établirent des barrages pour retenir l'eau des sources qui s'écoulaient dans les prairies voisines, et firent arriver dans cette enceinte l'eau des deux ruisseaux voisins qu'à l'aide de massifs de béton, les Romains avaient soigneusement éloignés des sources sulfureuses.

Le 24 juin 1773, à la suite d'un orage terrible qui fondit sur Saint-Honoré, les deux ruisseaux transformés en torrents brisèrent digues et barrages et comblèrent cet étang.

La tradition subsista cependant, et les malades du bourg et des environs venaient, à cette époque, se baigner dans un bassin alimenté par les eaux sulfureuses qui s'étaient frayé un passage à travers tous les débris amoncelés sur elles.

En 1786, le Dr *Regnault* visita les sources et les analysa. Reconnaissant leurs vertus thérapeutiques, il les employa chez plusieurs malades, dont il publia les observations.

En 1804, le préfet de la Nièvre chargea le Dr *Pillien* de faire un rapport sur la nature et les propriétés de ces eaux. Ce médecin fit paraître, en 1817, une étude sur Saint-Honoré (1).

En 1812, un médecin du nom de *Bacon-Tacon* acheta les sources.

« Dans la poussière des bibliothèques d'outre-Rhin, dit Charleuf (2), il avait trouvé, disait-il, de précieux documents concernant l'antique établissement situé aux portes de Saint-Honoré... Bacon-Tacon réunit les sources de l'étage inférieur, sans pénétrer toutefois jusqu'aux travaux romains; une piscine, divisée en compartiments par des cloisons de bois, tint lieu de baignoires... Une gaine en douves, que le docteur appelait l'homme debout, élevait l'eau de la source

---

(1) Pillien, *Histoire topographique des eaux thermales de Saint-Honoré-les-Bains*. Auxerre, 1817.
(2) Charleuf, *loc. cit.*

supérieure à deux mètres au-dessus du sol, constituant ainsi le plus primitif des systèmes de douches. »

Ce médecin confia l'analyse des eaux au savant
Vauquelin, et construisit quelques logements à l'u-
sage des baigneurs.

A la suite de désastres financiers, Bacon quitta
Saint-Honoré. On a de lui une notice intitulée : « *Ob-
servations sur la nature et les heureux effets des eaux de
Saint-Honoré.* »

Après avoir appartenu quelques années à M. *Dan-
drillon,* les sources passèrent entre les mains d'une
société de grands propriétaires du Nivernais, puis
entre celles de M. le marquis *Théodore d'Espeuilles*
(1837).

Déjà, en 1820, des fouilles pratiquées autour des
sources, sur l'initiative et aux frais de M. le marquis
d'Espeuilles, avaient permis de déblayer la partie
supérieure des bains romains.

De nouvelles fouilles, faites en 1838, mirent à dé-
couvert l'ensemble des Thermes antiques; c'est à
cette époque que l'on rencontra au fond des puits
romains les nombreuses médailles dont nous avons
parlé.

En 1851, M. *Ossian Henry* analysa aux sources
mêmes les eaux de Saint-Honoré.

Les travaux de déblaiement furent entrepris, le
nouveau propriétaire fit capter les sources et confia
à M. *Parthiot,* sous la direction de M. *J. François,* la
construction de l'établissement actuel qui fut achevé
en 1854.

En 1856, *Racle* fut nommé médecin-inspecteur de

Saint-Honoré, et fut remplacé, l'année suivante, par le Dr *Allard*, qui, pendant trois années d'inspectorat, déploya autant de zèle que de dévouement pour cette station.

En 1860, les travaux faits par notre père sur les eaux de *Guagno* (Corse) lui valurent l'honneur d'être nommé inspecteur de Saint-Honoré.

Depuis cette époque, d'après l'avis de la commission médicale des Hôpitaux de Paris, nos eaux, reconnues d'utilité publique, ont été admises dans les établissements de l'administration de l'Assistance publique, et la station de Saint-Honoré commença à entrer dans la voie de prospérité qu'elle a suivie depuis.

Par de nombreux travaux justement appréciés, les médecins de Saint-Honoré ont fait connaître au monde médical les précieux avantages que les malades pouvaient retirer de ces eaux *uniques en France quant à leur composition chimique*.

C'est ainsi que l'on voit chaque année augmenter le nombre des malades venant demander la santé à cette station thermale.

Il est également de notre devoir de constater que, suivant l'exemple de leur père, M. le marquis Théodore d'Espeuilles, qui fut le créateur de ces thermes, M. le général marquis d'Espeuilles et M. le comte d'Espeuilles, ses fils, ont un grand droit à la reconnaissance des habitants de Saint-Honoré, ce hameau d'autrefois, aujourd'hui complètement transformé, grâce à leur généreux désintéressement.

De nombreux et confortables hôtels, plusieurs

villas et maisons particulières ont pris la place de masures bâties la plupart en pisé et recouvertes de chaume.

Depuis plusieurs années déjà, les malades arrivent en chemin de fer, presque aux portes de Saint-Honoré, évitant ainsi un long et fastidieux trajet en diligence.

En somme, transformation complète de ce hameau, qui est aujourd'hui sur le point de devenir une véritable petite ville.

CHAPITRE II

SOURCES. — CARACTÈRES PHYSIQUES ET CHIMIQUES. — ANALYSES

—

§ 1er. *Sources.*

Les sources thermales jaillissent à la base du mamelon porphyrique, au sommet duquel est situé le bourg de Saint-Honoré, au fond de la grande faille terminale ouest du Morvan qui forme la limite précise des terrains primitifs de cette région et des couches jurassiques de la plaine du Nivernais.

Ces sources, au nombre de cinq, ont leurs points d'émergence situés suivant une ligne un peu oblique à la direction N. S. de cette faille.

Elles ont reçu les noms suivants :

1° *La Crevasse;*
2° *L'Acacia;*
3° *Les Romains;*
4° *La Marquise;*
5° *La Grotte.*

En 1860, l'existence de cette dernière source n'était révélée que par la présence d'un léger filet d'eau légèrement ferrugineuse.

Quelques années plus tard (1867), des fouilles, pratiquées sous la direction du Dr Collin, mirent au jour une galerie située sous la route qui borde la face E. de l'établissement.

En poursuivant les travaux, on arriva jusqu'à un petit bassin semblant servir de réservoir à cette source et environné de pierres sèches et de mousses.

Près de ce bassin, on découvrit quelques fragments de poteries romaines, ainsi qu'une figurine en bois grossièrement sculpté, et qui semblerait avoir appartenu à la partie supérieure de la hampe d'un drapeau.

L'eau de cette source est surtout employée en boisson et en gargarismes.

La source de l'Acacia et celle de la Crevasse, situées l'une près de l'autre, semblent avoir une origine commune et une composition identique. Leur température est la même, elles contiennent toutes les deux une quantité notable d'hydrogène sulfuré (0,70 cc. par litre).

L'eau des sources les Romains et la Marquise jaillit de cinq puits, situés sous l'établissement même et placés, quatre sur la même ligne, à cinq mètres environ l'un de l'autre; le cinquième, celui de la Marquise, se trouve à quelques mètres en avant des autres.

Ces cinq puits communiquent ensemble, au point que, lors de la construction de l'établissement actuel, on put les vider tous en plaçant une pompe dans l'un d'eux.

L'eau de ces différents puits possède une température identique, l'analyse qualitative en paraît absolument la même, elle dégage une légère odeur d'hydrogène sulfuré.

Laissant de côté l'eau de la *Grotte*, nous n'aurons

à nous occuper que de deux sources : *la Crevasse*, située à 1 mètre à peine de l'angle N. de l'établissement; *les Romains*, groupe de sources situé sous l'établissement même.

La première (*Crevasse*), fortement chargée d'acide sulfhydrique, a 26° de température; la seconde (*Romains*), 31°,6 et ne dégage, comme je viens de le dire, qu'une faible odeur d'hydrogène sulfuré.

Ces deux groupes de sources donnent, en vingt-quatre heures, plus de 960,000 litres d'eau, quantité énorme comparée avec raison à une *véritable rivière sulfureuse*.

Ajoutons que l'eau de ces sources est complètement à l'abri des infiltrations voisines, grâce aux énormes masses de béton dont les Romains les avaient entourées, et aux travaux de captage exécutés sous l'intelligente direction de M. *J. François*.

§ 2. *Propriétés physiques et chimiques.*

A leur sortie du rocher, près du dick de petro-silex chlorité qui semblerait être leur roche congénère, les eaux de Saint-Honoré sont d'une transparence parfaite, leur saveur est alcalescente et hépatique; elles présentent au toucher ce contact onctueux qui est le propre des dissolutions alcalines.

En portant rapidement à la bouche un verre d'eau rempli aux tuyaux de déversement de la Buvette, on constate une odeur très prononcée d'hydrogène sulfuré. Cette odeur, *d'autant plus intense que la pression atmosphérique est moins forte*, est très appréciable dans les salles d'inhalation, dans la piscine, les salles de bains, et dans l'établissement même.

Les sources de Saint-Honoré présentent la thermalité suivante :

Grotte. . . . . 22° C.
Crevasse . . . 26° C.
Romains . . . 31° C.

La température des eaux thermales varierait souvent à la suite de certains phénomènes météorologiques; nous n'avons jamais remarqué ces variations à Saint-Honoré, et le Dr E. Collin a pu constater l'uniformité de thermalité des sources pendant le terrible orage qui, en 1861, fondit sur cette station.

« Dans chaque localité où il existe plusieurs sources, dit M. *L. Fontan* (1), c'est la plus chaude qui est la plus sulfureuse. » Les eaux de Saint-Honoré fournissent une exception à cette règle. La source les Romains, dont la température est de 31° c., présente en effet une minéralisation plus faible que la source la Crevasse, dont la thermalité n'est que 26° c.

Le Dr *A. Fontan* a fait, de son côté, la remarque suivante : « Dans une localité où les sources sont bien captées, la *plus sulfureuse et la plus chaude* se trouve toujours au centre, tandis que les autres vont en se refroidissant de chaque côté, à mesure qu'elles s'éloignent. »

Les sources de Saint-Honoré jaillissent, avons-nous dit, suivant une ligne un peu oblique à la direction de la grande faille O. du Morvan.

(1) L. Fontan, *Eaux sulfureuses naturelles.* Paris, 1867.

La source la Crevasse est à peu près située à l'extrémité N. O., les Romains au centre, et la Grotte à l'extrémité S. E. de cette ligne.

La source les Romains, située entre les deux autres, est la plus chaude (31° c.), ce qui justifie la seconde partie de la remarque de M. A. Fontan.

Il n'en est pas de même de la première, où il est dit que « la source *la plus sulfureuse* se trouve toujours au centre » ; car la source les Romains, située au milieu de la ligne d'émergence, est moins sulfureuse et semble moins arsenicale, comme nous le verrons plus loin, que la source la Crevasse, située à l'extrémité N. O. de cette même ligne.

Dans certaines stations thermales, dont les eaux possèdent une thermalité très élevée, il est nécessaire de les recueillir dans de grands réservoirs, au sein desquels on les laisse se refroidir jusqu'à ce qu'elles soient descendues à la température des bains ordinaires. Dans d'autres stations, au contraire, où la thermalité des eaux est peu élevée, il est nécessaire de les chauffer, en y ajoutant une quantité d'eau plus ou moins considérable et portée à une température élevée.

Dans le premier cas, les eaux thermales, en contact avec l'air atmosphérique, voient une grande partie de leurs principes minéralisateurs se perdre ou se décomposer.

Une déperdition non moins regrettable de ces mêmes principes peut résulter, dans le second cas, du moyen employé pour donner une température convenable à des eaux trop froides pour être employées à la température de leur point d'émergence.

Ces fâcheux inconvénients n'existent pas à Saint-Honoré : la source les Romains est, en effet, située sous l'établissement même, et la Crevasse jaillit très près des points où on l'emploie.

Le très court trajet de ces eaux, de leur sortie du sol aux robinets des baignoires, a lieu dans de telles conditions que leur stagnation ou leur contact avec l'air atmosphérique est absolument impossible.

Une machine à vapeur, voisine de l'établissement, élève de l'eau sulfureuse dans des réservoirs, où elle est chauffée et d'où elle est distribuée aux douches chaudes, ainsi qu'aux cabinets de bains.

Etant donnée la thermalité assez élevée des sources, il suffit d'ajouter, à l'aide d'un robinet situé dans la baignoire elle-même, une faible quantité d'eau thermale chaude, pour donner aux bains une température en rapport avec les effets que l'on veut obtenir. Le malade bénéficie de la sorte de tous les avantages d'une eau minérale employée pour ainsi dire, à sa sortie du sol, dans toutes ses conditions naturelles de température et de minéralisation.

Les eaux de Saint-Honoré, dont la densité serait, d'après Allard, de 1,00707, possèdent une réaction alcaline ; cette réaction est peu accusée aux griffons, parce qu'elle est probablement masquée par l'hydrogène sulfuré et l'acide carbonique libres. (*Breuillard.*)

Les rideaux en toile des cabinets de bains sont mis hors d'usage, et cela au bout d'un temps relativement assez court. Il nous semble que, pour expliquer ce phénomène, on pourrait se baser sur la remarque faite par *Dumas*, c'est-à-dire sur la décomposition de l'hydrogène sulfuré en eau et en acide sulfurique, sous l'influence de l'oxygène humide, décomposition *bien plus rapide* au contact des corps poreux.

Ces eaux recouvrent d'une couche noirâtre les pièces d'argent décapées et plongées dans les sources, et l'atmosphère des salles qui est chargée d'une notable quantité d'acide sulfhydrique noircit également les objets d'argent et les peintures à base de plomb.

C'est afin d'éviter ces larges taches que l'on remarquait sur les parois des cabinets de bains que la plupart d'entre elles ont été tapissées de carreaux de porcelaine.

Bien que revêtus de la sorte, les côtés, et surtout le fond de la piscine, sont rapidement couverts d'une couche d'un noir assez intense, peu épaisse, il est vrai, mais assez adhérente pour nécessiter leur lavage fréquent avec de la potasse ou de l'eau acidulée.

Cette coloration est surtout apparente à l'endroit où de nombreuses petites sources viennent y dégager leurs gaz, grâce aux orifices circulaires ménagés à cet effet à la surface de plusieurs des carreaux qui la tapissent.

§ 3. *Analyses.*

« L'analyse chimique, dit *L. Fontan*, est un des points les plus délicats de la chimie organique; la mobilité extrême des éléments qui constituent les eaux sulfureuses sous l'influence de l'air explique cette difficulté et les différences qui existent entre les analyses d'une même source faite par divers chimistes très habiles. »

Aussi bien, pour montrer la vérité de cette opinion et pour être plus complet, allons-nous citer par ordre chronologique toutes les analyses dont les sources de Saint-Honoré ont été l'objet et que nous avons pu nous procurer.

La première (1786) fut faite par Regnault; en voici les résultats :

Terre calcaire et alumineuse	0,067
Alcali minéral	0,052
Sel marin.	0,059
Silice	0,046
Sulfate de chaux	0,008
	0,232

La seconde fut exécutée en 1813 par *Vauquelin*, sur la demande du Dr *Bacon-Tacon*. Nous la citons textuellement d'après le Dr *Pillien* (1) :

« L'eau de Saint-Honoré contient par litre, savoir :

Sous-carbonate de potasse sec.	62 milligr. 1/2		Cristal.		156 1/2
Carbonate de chaux. . . —	42	—	—	—	41 —
— de magnésie . —	33	—	—	—	33 —
Fer carbonaté . . . . —	31	—	—	—	31 —
Sulfate de soude. . . . —	13	—	—	—	31 —
Muriate de soude sec . . —	254	—	—	—	254 —
Silice. . . . . . . —	57	—	—	—	57 —
	492 milligr. 1/2				606 1/2

Enfin une substance organique, espèce de mucus animal.

(1) Pillien, *loc. cit.*

La troisième est de Boulanger ; elle date de 1838 :

Acide sulfhydrique . . . . . . ⎫	
— carbonique . . . . . . ⎬ Indéterminés.	
Azote . . . . ⎭	
Carbonate de potasse	0,0614
— de chaux.	0,0028
— de magnésie.	0,002
Chlorure de sodium	0,2555
Oxyde de fer	0,0001
Silice.	0,0522
Barigine	0,0025
	0,3765

En 1851, avant d'entreprendre la construction de l'établissement actuel, M. le marquis Th. d'Espeuilles voulut qu'une nouvelle analyse fût faite aux sources mêmes, et confia le soin de ce travail à M. *O. Henry.*

« Voici comment, dit cet éminent chimiste (1), d'après des essais nombreux inutiles à rapporter ici, nous croyons devoir considérer l'eau thermale de Saint-Honoré composée au sortir du sol.

Savoir, pour 1,000 grammes. Eau, 1 litre :

Acide sulfhydrique libre, 0,70 cc.	
— carbonique, 1/9 volume.	
Azote. . . . . Indéterminé.	
Traces d'oxygène.	—
Bicarbonate de chaux . . . . . ⎱ 0,098	
— de magnésie . . . . ⎰	
— de chaux, de potasse.	0,040
Silicate de potasse	0,034
— de soude.	0,034
— d'alumine	0,034
Sulfure alcalin.	0,003

(1) O. Henry, *Eau minérale sulfureuse et thermale de Saint-Honoré*. Analyse, 1852.

Sulfate anhydre de soude	0,132
— — de chaux	0,032
Chlorure de sodium.	0,300
— de potassium évalué . .	0,005
Iodure alcalin	traces.
Oxyde de fer, matière organique .	0,007
Manganèse	indices.
Matière organique, glairine. . .	indéterminées.
	0,674

En même temps que cette analyse, M. O. Henry fit aussi celle d'un travertin siliceux trouvé dans les fouilles et composé, d'après ce chimiste :

De silice en presque totalité ;

D'alumine ;

De carbonates terreux ;

De phosphate et d'oxyde de fer ;

De traces de matières organiques.

Quel fut celui des deux groupes de sources dont l'analyse donna les résultats que nous venons de citer ? Nous l'ignorons ; M. O. Henry ne donne à ce sujet aucun renseignement (1).

Il est certain, du moins, que cette analyse fut faite avant les travaux de captage ; alors, les eaux de toutes les sources étaient mélangées les unes aux autres.

Il y aurait, d'après ce même chimiste, 0,70 cc. d'hydrogène sulfuré par litre d'eau de Saint-Honoré.

Dans les expériences faites en 1857 par MM. *Mélier*, *François* et *Allard*, l'eau de la Crevasse donna

---

(1) D'après Allard, la source la Marquise aurait été l'objet de cette analyse, qui serait dans ce cas au-dessous de la réalité par rapport à la Crevasse. (M. Binet.)

3°,6 au sulfhydromètre, tandis qu'à l'aide de cet appareil, M. O. Henry n'avait obtenu que 1°,8, chiffre équivalant à 2 ou 3 milligrammes en poids.

Cette proportion, relativement forte d'hydrogène sulfuré, a fait placer les eaux de Saint-Honoré en tête du tableau comparatif de la quantité de ce gaz dans les eaux minérales, tableau dressé par M. *Herpin* (de Metz).

La découverte de l'arsenic dans les eaux de Saint-Honoré date de 1875. A cette époque, M. le Dr Odin, ancien médecin militaire et chevalier de la Légion d'honneur depuis la dernière guerre, eut l'heureuse initiative d'envoyer à M. Cotton, pharmacien à Lyon, une certaine quantité d'eau de Saint-Honoré.

Ce chimiste en fit l'analyse et y découvrit la présence de l'arsenic.

Aussitôt après la découverte qualitative de l'arsenic, une nouvelle analyse faite par M. *Personne*, le savant et regretté chimiste de l'Académie de médecine, signala les proportions dans lesquelles l'arsenic était contenu dans les eaux de Saint-Honoré.

Voici les résultats de cette analyse au point de vue de l'arsenic ainsi que du manganèse :

Acide arsénique.	Crevasse	0,0012
	Romains	0,0007
	Grotte	0,0008
Manganèse.	Crevasse	0,0013
	Romains	0,0005
	Grotte	0,00027

D'après M. Personne, l'arsenic existerait dans les eaux de Saint-Honoré à l'état d'acide arsénique ; les travaux de MM. *Byasson* et *Lefort* prouveraient plutôt qu'il y existe à l'état d'acide arsénieux (1).

Nous avons vu que l'analyse avait révélé dans les eaux de Saint-Honoré la présence d'une certaine quantité de soude, de fer et de manganèse. L'acide arsénieux (*Byasson*) ou l'acide arsénique (*Lefort, Personne*) se combinent avec ces bases. Se forme-t-il des arsénites ou des arséniates de soude ou de fer? Ce dernier, sel insoluble, est-il solubilisé, ainsi que l'a avancé le Dr Odin, par l'hydrogène sulfuré?

Nous ne sommes pas éloigné de partager, à ce sujet, l'opinion du Dr *M. Binet*.

« Nous croyons toujours, dit-il (2), à l'arséniate de soude plutôt qu'à l'arséniate de fer. Le premier est très soluble, le second ne l'est point. Et puis, n'est-ce pas sous forme de combinaison avec les alcalins que l'on trouve l'arsenic dans toutes les eaux minérales ? Le fer est en très petite quantité dans les eaux de Saint-Honoré, tandis que les alcalins y abondent.

Même en admettant qu'il se forme un peu d'arséniate de fer et que ce corps puisse être solubilisé par l'hydrogène sulfuré, il nous semble que ce doit être en très petite proportion, eu égard à l'arséniate de soude.

Nous ne comprenons pas, d'ailleurs, comment l'hydrogène sulfuré pourrait tenir en dissolution un composé arsenical, quand c'est ce gaz dont on se sert pour précipiter l'arsenic contenu dans une liqueur

---

(1) *Annales de la Société d'hydrologie*, 1883.
(2) Dr M. Binet : *Saint-Honoré-les-Bains (Nièvre), ses eaux et ses environs*. Paris, 1883.

dont on fait le dosage sous forme de trisulfure insoluble. On a aussi proposé de mettre cette propriété de l'acide sulfhydrique à contribution pour combattre les empoisonnements par l'acide arsénieux.

En chassant l'hydrogène sulfuré par le battage, ne devrait-on pas avoir un précipité d'arséniate de fer ? Enfin, en faisant chauffer l'eau pour chasser l'hydrogène sulfuré, ne devrait-il pas se former des précipités de soufre et de sulfure insolubles ? »

Que par de nouvelles analyses on arrive à déterminer exactement la combinaison arsenicale que contiennent nos eaux, cette détermination offrira certainement un grand intérêt au point de vue de la chimie hydrologique, mais ne changera en rien les indications thérapeutiques de ces eaux.

Ce qu'il importe surtout, c'est de savoir que les eaux de Saint-Honoré contiennent, à n'en pas douter, une notable quantité d'arsenic représentée par une dose *véritablement thérapeutique*.

En effet, si ce métalloïde y est représenté par de l'arséniate de soude, la Crevasse en contiendrait *4 milligrammes par litre*, ce qui place Saint-Honoré à la tête des stations arsenicales, immédiatement après la Bourboule.

Ce chiffre de 4 milligrammes a été donné par M. *Breuillard* (1), auquel nous empruntons le tableau suivant, qui donne une idée de la place qu'occupe Saint-Honoré parmi les stations arsenicales.

(1) Breuillard, *Etude médicale sur Saint-Honoré-les-Bains.* Paris, 1879.

	Arsén. de soude par litre :	
Hammam-Meskoutine.	1/2 milligr.	
Plombières.	1/2	—
Mont-Dore.	1	—
Vichy.	2	—
Vals (Dominique) . .	3	—
Saint-Honoré. . . .	4	—
La Bourboule. . . .	28	—

Lorsque l'on examine l'eau des sources à ses points d'émergence, on voit s'en dégager par inter-mittences de nombreuses bulles de gaz.

Tantôt excessivement ténues, elles s'élèvent en chapelet, tantôt elles se réunissent en une seule plus volumineuse, qui vient crever à la surface avec un certain bruit. Ce fait est encore à constater dans la piscine où, comme nous l'avons fait remarquer plus haut, plusieurs des plaques de porcelaine qui en ta-pissent le fond ou les côtés présentent des ouvertures circulaires correspondant à autant de petites sources qui viennent déverser leur eau et leur gaz au centre même du liquide.

Après quelques minutes passées dans un bain, on peut remarquer que le corps se trouve couvert de petites bulles de gaz qui paraissent se fixer surtout sur les parties recouvertes de poils.

M. O. Henry ayant recueilli une certaine quantité de ces gaz et les ayant analysés, leur a reconnu la composition suivante :

1. Acide sulfhydrique. Fort peu, mais sensible.
2.   — carbonique.. ⎫
3. Azote . . . . . . ⎬ Les 4/5 du volume.
4. Oxygène . . . . Très peu.

Pour terminer avec les caractères physico-chimiques des eaux de Saint-Honoré, disons quelques mots des conferves et de la matière organique qu'elles contiennent.

Il suffit de visiter les puits ou de descendre dans le canal de déversement qui traverse dans toute leur longueur les deux galeries de l'établissement, pour y constater la présence de nombreux filaments blancs ressemblant à de la charpie très fine et réunis en masses.

Ces masses blanchâtres suivent les ondulations du liquide au milieu duquel elles flottent par une de leurs extrémités, tandis que par l'autre elles adhèrent aux parois du canal ou du puits, ainsi qu'aux pierres ou aux fragments de béton au travers desquels s'écoulent les sources.

Cette conferve, à laquelle Fontan a donné le nom de *Sulfuraire*, se développerait le plus souvent sur des amas de *Barégine*, tandis que cette dernière ne serait, d'après *Lambron*, que des débris de sulfuraire.

Plusieurs conditions sont nécessaires, d'après Fontan, à la formation de la sulfuraire dans les eaux sulfureuses. La température de l'eau ne doit pas dépasser 41° C., l'existence d'un principe sulfureux, le contact de l'air sont indispensables, ajoutons qu'un léger courant dans l'eau thermale ne peut qu'augmenter la production de cette conferve.

Les eaux de Saint-Honoré remplissent toutes ces conditions, et, pour ne citer qu'un exemple, nous avons constaté nous-même, l'an dernier, qu'un fragment de bois abandonné au moment de la fermeture de la saison (30 septembre) dans la piscine, vaste bassin de natation à eau courante, était quinze jours après complètement recouvert de sulfuraire.

D'après M. *Joly* (1), la sulfuraire n'appartiendrait pas au règne végétal. « Malgré le nom que lui] a donné *Roth* (*conferva vitrea*), dit-il, la sulfuraire n'est pas une conferve, mais bien une oscillaire (*oscillaria vitrea*), dont nous avons vu très distinctement les mouvements variés et selon nous automatiques.

Si cette idée est vraie, si, comme le pensait Geoffroy Saint-Hilaire, la locomotion est « la plus haute expression de l'animalité », la sulfuraire doit être rangée dans le règne animal, ou tout au moins elle se place d'elle-même à la limite si peu tranchée et encore mal définie des deux règnes organiques. »

Ainsi que les eaux des Pyrénées, l'eau de Saint-Honoré contient une notable quantité de *barégine.*

Cette substance organique n'est visible que dans l'eau qui a séjourné longtemps au contact de l'air dans un récipient quelconque.

Nous nous souvenons avoir vu bien souvent, avant l'ouverture de la saison thermale, des couches de barégine de 2 à 3 cent. environ d'épaisseur recouvrir, comme d'une nappe de gelée jaune brunâtre, l'eau qui avait séjourné dans des baignoires remplies par un léger filet d'eau sulfureuse qui n'avait cessé de couler pendant plusieurs mois.

D'où vient cette matière organique? M. Joly, qui a pu, dit-il, « assister à la formation de la glairine

---

(1) *Comptes rendus de l'Assoc. franç. pour l'avanc. des sc.* Congrès d'Alger, 1881, p. 100.

complexe de Luchon », donne à ce sujet les indications suivantes :

« La glairine concrète des chimistes, Barégine (*Lonchamp*), Glairine (*Anglada*), que l'on rencontre dans presque toutes les eaux thermo-sulfureuses des Pyrénées, est une substance très complexe, dans la composition de laquelle entrent, comme éléments constitutifs essentiels, les détritus d'une foule d'animaux et de végétaux, à la liste déjà longue et bien connue desquels nous venons d'ajouter une espèce (peut-être nouvelle?) d'annélide sétigère (*Naïs sulphicrea ?*) et un entomostracé appartenant au genre *Cycloys*.

Des substances inorganiques très diverses (cristaux de soufre, fer sulfuré, silice, etc.) se trouvent en plus ou moins grande quantité mêlées à la glairine proprement dite et en augmentent la masse(1). »

Plusieurs médecins ont essayé d'utiliser la barégine ; *Bordeu* employait ce qu'il appelait *les glaires* des Eaux-Bonnes contre les tumeurs à résolution lente et contre les ulcères. Ainsi que le pensent MM. *de Laurès* et *Becquerel*, la barégine serait par elle-même complètement inerte, et les quelques effets que l'on a pu en retirer seraient dus à l'eau sulfureuse qu'elle maintenait emprisonnée dans ses mailles.

Ajoutons que l'action de la sulfuraire ou de la barégine pourrait être mise également sur le compte de l'iode qu'elles renferment.

(1) Joly, *Comptes rendus de l'Acad. des sciences*, t. XCV.

Ces matières recueillies à Saint-Honoré et traitées par la potasse à l'alcool très pur ont, en effet, donné à M. O. Henry, après une calcination convenable et des traitements appropriés, une notable quantité de ce métalloïde (1).

Tels sont les caractères physiques et chimiques des eaux de Saint-Honoré ; il nous reste cependant, pour terminer complètement cet exposé, à répondre à cette intéressante question : A quelle classe d'eaux sulfureuses appartiennent celles de Saint-Honoré?

M. *Fonssagrives*, dans son Traité de thérapeutique, classe Saint-Honoré parmi les sulfurées calciques.

M. *Durand-Fardel* écrivait en 1857 les lignes suivantes : « Nous devons faire remarquer qu'elles (les eaux de Saint-Honoré) paraissent se rapprocher des eaux calciques par la présence d'une proportion notable d'acide carbonique, la prédominance du chlorure de sodium, leur situation géographique ; et, devant la non-détermination de leur sulfure, nous les rangerions volontiers sous la même dénomination

(1) Nous avons l'intention de publier, dans un prochain travail, le résultat des expériences faites cet hiver sur les boues, les dépôts, la matière organique (*barégine*) et organisée (*sulfuraire*) des eaux de Saint-Honoré.

Sans parler du mode de production de ces matières : barégine, sulfuraire, auquel nous avons voulu assister, pour ainsi dire, jour par jour cet hiver, qu'il nous suffise de dire qu'elles contiennent une notable quantité d'arsenic.

Ce métalloïde existe en outre dans les dépôts de la source les Romains et dans les boues de la Crevasse.

Les expériences que notre savant maître, M. Huguet, professeur de chimie à l'Ecole de médecine de Clermont-Ferrand, a bien voulu faire à notre demande sur des échantillons que nous avions nous-même recueillis, ne laissent aucun doute à ce sujet.

que les Eaux-Bonnes, eaux sulfurées incertaines (1). »
Plus tard, en 1860, MM. *Durand-Fardel* et *Le Bret*
classèrent les eaux de Saint-Honoré parmi les sulfurées sodiques (2).

La thermalité de ces eaux, la prédominance des
bases sodiques sur les sels calcaires ou magnésiens,
la grande quantité de substances azotées qu'elles
tiennent en dissolution, la présence d'un sulfure et
d'une notable quantité d'acide sulfhydrique, leur situation à la limite des terrains primitifs et de transition, caractères qui, d'après A. Fontan, distinguent
les sulfurées sodiques des sulfurées calciques, ne
nous permettent pas de les ranger dans ce second
groupe.

Elles appartiennent plutôt au groupe des sulfurées
sodiques, et nous croyons devoir leur donner le nom
d'*eaux sulfureuses sulfhydriquées sodiques et arsenicales*
(Breuillard).

Quelle est l'origine des eaux thermo-minérales de
Saint-Honoré? quel est le point où ces eaux se char-
gent des principes minéralisateurs qu'elles contiennent à leur sortie du sol ?

Leur thermalité assez élevée est une preuve de
leur origine profonde, mais on ne saurait indiquer
que d'une façon tout hypothétique le lieu de formation de ces eaux minérales.

Les gisements métalliques connus, sinon exploités,
les plus voisins des sources, sont ceux du *Vernay* et

(1) Durand-Fardel, *Traité thérapeutique des eaux minérales.*
(2) *Dictionnaire général des eaux minérales*, 1860.

de *Champrobert* (1); ainsi que le fait remarquer
M. Binet, les pyrites de fer arsenicales que ces derniers contiennent semblent être le point de départ et
l'agent principal de la composition de ces eaux, et
fournir leurs composés sulfureux, arsenicaux et
ferrugineux.

Les Drs Allard et Collin ont beaucoup insisté sur
l'analogie qui existe entre Saint-Honoré et les Eaux-
Bonnes. Nous ne saurions mieux faire que de citer à
l'appui de cette opinion l'analyse comparative de ces
deux sources d'après M. O. Henry.

EAU : 1 litre.

	St-Honoré.	Eaux-Bonnes.
Acide sulfurique libre.	0,020	0,0055
— carbonique . . . ·. . . .	1/9 vol.	0,0064
Azote	indét.	
Oxygène	id.	
Bicarbonate de chaux	0,098	
— de magnésie	0,098	
— de soude, de potasse .	0,040	
Carbonate terreux	0,009	
Silicates : potasse	0,034	
— soude	0,034	
— alumine	0,023	0,0048
Sulfure alcalin	0,003	
Sulfate anhydre de soude	0,132	
— — de chaux	0,032	0,1180
— — de magnésie . . .		0,0125
Chlorure de sodium	0,300	0,3423
— de potassium	0,005	traces.
Iodure alcalin	traces.	
Oxyde de fer, matière organique. .	0,007	
— — et acide salicylique .		0,0160
Matière org., glairine rudimentaire.	indét.	
— sulfurée		0,1065
	0,674	0,6045

(1) Il existe, il est vrai, dans les terrains calcaires voisins de

Ce tableau comparatif nous montre qu'au point de vue de la composition chimique, il existe une grande analogie entre ces deux stations thermales. Ainsi que nous le verrons plus loin, leur « spécialisation » thérapeutique est la même ; mais Saint-Honoré présente, en outre, dans le traitement de certaines affections, les grands avantages qui résultent de la présence, dans ses sources, d'une notable quantité d'arsenic et de bases sodiques.

Les conditions géologiques, les caractères physico-chimiques de nos eaux les rapprochent également de plusieurs sources pyrénéennes.

« Les dépôts organiques recueillis dans les conduites des sources ou au fond des bassins, dit M. *Cazin* (1) dans son travail sur les conferves thermales de *Valdierie* et de *Saint-Honoré*, méritent une attention particulière comme étant des produits véritablement hydrominéraux et pouvant fournir, comme tels, des indications précises sur la nature de l'eau. A première vue, on est frappé de la ressemblance de ces matières avec celles propres à la plupart des eaux des Pyrénées. C'est le même aspect mucoso-filamenteux noirâtre.

On pressent qu'on a affaire à une eaux sulfurée, et qu'on va y constater la présence de la sulfuraire

Saint-Honoré, quelques gisements ferrugineux, au Moulin d'Isenay, par exemple (fer pisolithique). Leur situation géologique, sans parler des autres arguments que l'on pourrait émettre au sujet de cette assertion, exclut toute espèce de participation de leur part à la formation des eaux sulfo-arsenicales de cette station.

(1) Cazin, cité par Allard, *in Gazette des Eaux*, juillet 1859.

(*leptomitus sulfuraria, Montag. et K. G.*), colorée ad-
ventivement en noir par du sulfure de fer, et cette
prévision est justifiée par un examen plus approfondi.
La sulfuraire est, en outre, accompagnée de deux
conferves analogues aussi à d'autres qu'on rencontre
dans certaines eaux pyrénéennes. Je dirai encore,
comme d'une chose très remarquable pour des eaux
qui ont tant d'analogie avec les eaux sulfurées des
Pyrénées, que je n'ai pas vu de traces de la substance
observée par moi, particulièrement, dans les eaux
de Luchon, où elle est si abondante, et que j'ai décrite
et désignée sous le nom de *sulfo-diphtérose* (conferve à
ranger parmi les crypto-coccus). »

Faisons remarquer que *Saint-Honoré est la seule
station hydrominérale de France dont les eaux soient à
la fois thermales, sulfurées-sodiques et arsenicales.*

L'analyse chimique n'a constaté jusqu'à présent la
coexistence du soufre, des bases sodiques et de l'arsenic que dans cette station *thermale* (Personne) et
dans celle de Hammam-Meskoutine (Tripier).

En prouvant que, loin d'être des médicaments antagonistes, le soufre et l'arsenic s'entr'aident mutuellement, quant à leur absorption par l'organisme, que
les résultats thérapeutiques obtenus à Saint-Honoré
sont dus au soufre et à l'arsenic, nous montrerons
les avantages précieux que les malades peuvent retirer de ces eaux, uniques en France tant au point
de vue de leur composition qu'au point de vue de
leur action thérapeutique.

C'est ce que nous nous efforcerons de faire dans
les chapitres suivants.

CHAPITRE III

MODES D'ADMINISTRATION. — ACTION PHYSIOLOGIQUE

---

§ 1er. *Mode d'administration.*

Etablissement thermal. — Adossé au rocher dont il n'est séparé que par une petite allée de 2 mètres de large et par un impluvium destiné à recevoir et à isoler des sources les eaux pluviales et d'infiltration, l'établissement par sa face principale regarde l'ouest (1).

Cette façade présente 86 mètres de longueur. A son centre, un grand portique vitré donne accès dans une vaste salle centrale, de chaque côté de laquelle s'étendent deux galeries de 11 mètres de profondeur sur 20 mètres de longueur.

En face de l'entrée principale se trouvent les salles d'inhalation et de pulvérisation, auxquelles on arrive par un large escalier séparant les buvettes de la Crevasse de celle des Romains.

La galerie gauche ou du Nord, qui regarde la butte sur laquelle est situé le Casino, renferme dix-sept cabinets de bains alimentés par l'eau de la Crevasse. Au milieu, et à droite de cette galerie, se trouve l'entrée de la piscine.

En dehors de cette galerie, sur un terre-plein auquel donne accès un escalier de quelques marches,

(1) La moitié seule du plan général a été exécutée.

et près de la machine à vapeur qui sert à chauffer
l'eau des douches et des bains, se trouvent deux
salles de douches froides, chaudes ou écossaises,
ainsi qu'une salle de douches de vapeur pour
hommes.

La galerie droite ou du Sud contient onze cabinets
de bains alimentés par la Crevasse, et dont quatre
peuvent recevoir l'eau des Romains, un cabinet de
bains avec douche, et deux salles de douches froides,
chaudes ou écossaises pour dames.

A l'extrémité et en dehors de cette galerie, il existe
un local provisoire pour les gargarismes (Grotte ou
Crevasse).

Buvettes. — L'eau de la Crevasse et des Romains
coule à pleins tuyaux dans les vasques des buvettes.
La première est surtout employée; on ne prescrit le
plus souvent la seconde qu'aux malades pour lesquels l'eau de la Crevasse est d'une digestion difficile, désagrément qui disparaît au bout de quelques
jours de l'usage de l'eau des Romains.

L'eau de la Creyasse est prise à la dose de 1 à 4
verres par jour; dépasser cette dose serait, croyons-
nous, dangereux. L'eau de la Grotte est rarement
employée en boisson. Nous verrons, dans la suite de
ce travail, quels sont les avantages que l'on peut
retirer des eaux de Saint-Honoré, bues loin des
sources.

Bains. — Grâce à l'énorme débit des eaux de cette
station, le traitement par les bains peut être suivi
à Saint-Honoré dans les meilleures conditions dési-
rables.

3.

La plupart des baignoires reçoivent les eaux
de la Crevasse, et c'est pour calmer l'irritation
produite chez certains malades par les bains qu'ali-
mente cette source, ou pour éviter la trop grande
excitation qu'ils produisent quelquefois chez des malades par trop excitables, que l'on prescrit l'eau des
Romains, dont le degré de sulfuration est moins considérable.

Au fond, et sur le côté de chaque baignoire, se
trouve une ouverture munie d'un pas de vis auquel
un tuyau de caoutchouc peut être adapté à volonté
pour l'administration de douches locales d'eaux sulfureuses à la température de son point d'émergence.

Selon les indications à remplir, les bains sont por-
tés à une température plus ou moins élevée, à l'aide
du procédé que nous avons indiqué.

Piscine. — En 1860, à l'arrivée du Dr E. Collin, il
n'existait à Saint-Honoré qu'une piscine très res-
treinte, et que l'on pouvait appeler avec vérité un
bain de famille.

Depuis 1866, cette station possède un vaste bassin
à eau courante, présentant 5 m. 65 c. de large,
10 mètres de longueur et 1 m. 16 c. de profondeur.

Il est recouvert d'une voûte percée de trois larges
baies vitrées par lesquelles se fait l'aération de la
salle qui le contient, et cela à l'aide d'un ingénieux
système de châssis mobile.

Autour du bassin, à 1 mètre environ au-dessus du
niveau de l'eau, règne une galerie garnie de ban-
quettes, et dans les angles de la salle sont ménagés
des réduits où les malades peuvent se dévêtir.

On peut évaluer à 300 mètres cubes la quantité d'eau sulfureuse (source des Romains) qui, arrivant par le côté Sud, est déversée par une large ouverture située au fond du bassin, d'où elle sort à l'extrémité opposée.

Elle se renouvelle donc ainsi continuellement, venant directement de la source, et sans avoir été autrement utilisée.

La température de l'eau à son point d'émergence dans la piscine est de 31° C.; au centre de ce bassin, elle est en moyenne de 28 à 29° C.

Douches. — Il existe à Saint-Honoré plusieurs appareils de douches chaudes. Une installation des mieux entendues, et que l'on doit à l'initiative du Dr E. Collin, permet de suivre un traitement hydrothérapique des plus complets.

Les douches de pieds, douches chaudes, dont la salle est située à gauche de la galerie droite ou du Sud, sont très employées comme médication révulsive après les séances d'inhalation.

Salle d'inhalation. — Au début de l'installation des Thermes, dit le Dr E. Collin dans un travail auquel nous empruntons les détails suivants (1), on pensa avec raison à utiliser l'énorme quantité d'eau fournie par les sources des Romains, et ce fut au-dessus de leurs puits que l'on construisit les salles d'inhalation.

Voici la description de ces salles, faite par le Dr Allard à la Société d'hydrologie, dans la séance du 5 janvier 1857 :

(1) Collin, *Du traitement des affections pulmonaires par les inhalations sulfureuses de Saint-Honoré.*

« Les trois salles d'inhalation de Saint-Honoré s'é-
lèvent au-dessus de grands réservoirs, au fond desquels se voient encore les puits creusés par les Romains et d'où émergent les sources dites de la
Marquise et des Romains. L'eau minérale, abandonnée à sa température native de 31° C., laisse dégager des vapeurs, par de grandes bouches, dans
les salles où se réunissent les malades... Leur température à la bouche même est de 28 à 29° C., et dans
la salle la température oscille entre 20 et 21°... Quand
on entre dans la salle d'inhalation, l'odeur sulfureuse
est très peu sensible et ne devient très manifeste
qu'à mesure qu'on s'approche des bouches et surtout
qu'on se penche sur celles-ci. »

La quantité d'hydrogène sulfuré contenu dans les
salles d'inhalation était donc à peine appréciable
à cette époque. Il existait en outre un autre inconvénient remarqué par M. Allard, c'était un courant
d'air qui s'établissait des salles aux réservoirs, et
réciproquement, diminuant ainsi la quantité et la
vitesse de dégagement des gaz.

M. Jules François y remédia en construisant des
cloisons dans le réservoir, de manière à simuler de
véritables puits qui venaient s'ouvrir au niveau des
salles d'inhalation.

En 1859, la quantité d'hydrogène sulfuré contenu
dans les salles fut augmentée de beaucoup. A cette
époque, en effet, elles commencèrent à être alimentées par les deux sources les Romains et la Crevasse,
le trop-plein de cette dernière ayant été amené dans
l'un des puits.

« La salle d'inhalation est la partie la plus intéressante de l'établissement de Saint-Honoré, disait
en 1859 le Dr Allard; c'est une grande salle de 9 mètres de largeur sur 8 de longueur; deux ouvertures
en forme de puits, de 1 m. 50 c. de largeur sur 2 mètres de profondeur, reçoivent les jets en cascade des
sources. Une roue hydraulique, horizontale, à pa-
lettes hélicoïdes, tournant sans cesse au fond de ces
puits, sous l'impulsion d'un jet continu d'eau sulfureuse venant directement de la source, désulfure
l'eau à sa température naturelle en la battant avec
l'air, et imprime à la vapeur sulfureuse naissante un
courant ascendant jusque dans la salle où la température oscille entre 24 et 27° C., suivant la température et l'état barométrique de l'atmosphère. »

En 1860, la salle principale avait été conservée
avec ses deux puits alimentés par les Romains, dont
l'un recevait en outre le trop-plein de la Crevasse et
était muni de la roue hydraulique dont il vient d'être
question.

On remarquait, en entrant dans cette salle, que son
atmosphère contenait de l'hydrogène sulfuré, mais
pas assez pour qu'il ne fût pas permis de supposer
que le trop-plein de la Crevasse en repartait incom-
plètement désulfuré. En effet, la roue, dont le mouvement trop lent ne faisait que battre cette eau en
masse, ne la divisait pas assez pour que sa désulfu-
ration fût complète.

Les vapeurs spontanées dégagées par l'eau des
Romains n'entraient, du reste, que pour une faible
part dans la quantité d'hydrogène sulfuré contenu

dans les salles, en comparaison de celle que dégageait l'eau de la Crevasse.

On avait créé, séparée de la première par deux portes à deux battants, une salle réservée dont le puits était exclusivement alimenté par les Romains, et dont les murs, badigeonnés de peinture à base de céruse, présentaient une blancheur immaculée. L'année suivante, les portes séparant la salle principale de cette salle réservée ayant été enlevées, on vit les murs de cette dernière se recouvrir bientôt de larges taches noires ou jaune foncé.

La température de ces salles s'élevant souvent durant la saison jusqu'à 29 et 30°,6, alors qu'à l'extérieur le thermomètre marquait 20 ou 24°, le Dr E. Collin remédia à cet inconvénient grave en diminuant des deux tiers l'apport de l'eau des Romains.

Voici quel est l'état actuel de la salle d'inhalation de Saint-Honoré-les-Bains :

Haute de 4 m. 75, large de 11 mètres et présentant 7 mètres de profondeur, cette salle est éclairée à l'E. par deux fenêtres et à l'O. par un large vitrage qui la sépare de la salle centrale. Elle communique, à droite, avec l'ancienne salle réservée ; à gauche, avec le local des pulvérisations.

De chaque côté de la porte d'entrée, et situées de manière à ce que les malades puissent s'asseoir ou se promener autour d'elles, se trouvent deux ouvertures en forme de puits, de 2 mètres de profondeur, sur 1 m. 50 de largeur.

A leur centre s'élève, à une hauteur de 80 cent., un tuyau amenant directement l'eau de la Crevasse.

Au-dessus de ce tuyau peuvent se visser deux appareils différents construits sur les indications du Dr E. Collin, et dont le but est de diviser l'eau autant que possible, afin d'avoir avec une quantité de liquide relativement faible un dégagement considérable d'hydrogène sulfuré.

Le premier de ces appareils est simplement une boule creuse de 30 centimètres, dont la partie supérieure est percée de plusieurs rangées de trous très petits. L'eau partant d'un niveau supérieur se divise en mille jets qui, s'élançant de la boule, viennent retomber en se désulfurant sur les parois du puits.

Le second appareil est plus compliqué, mais il produit de si bons résultats qu'il sera certainement d'un grand secours dans les établissements thermaux, surtout dans ceux qui n'ont qu'une faible quantité d'eau à employer pour les salles d'inhalation.

Cet appareil se compose, comme le premier, d'une sphère creuse d'environ 30 centimètres de diamètre; de la circonférence de cette sphère partent horizontalement 8 tubes de 4 centimètres de longueur sur 4 centimètres de diamètre.

Ces huit tubes se subdivisent eux-mêmes chacun en deux autres de 2 centimètres de diamètre sur 2 centimètres de longueur, qui, s'éloignant d'abord l'un de l'autre, se recourbent et tendent à se réunir après avoir formé un cercle incomplet. Leurs orifices (de 4 millimètres de diamètre) se trouvent l'un en face de l'autre, et sur le même plan, à une distance de 8 centimètres environ.

L'eau sulfureuse, après avoir rempli la boule, arrive dans chacun de ces couples et sort avec d'autant plus de force que le niveau d'où elle arrive est plus élevé. Les deux jets, se rencontrant, forment alors une nappe d'eau circulaire et perpendiculaire à l'axe des tuyaux.

On obtient ainsi huit de ces nappes d'environ 30 centimètres de diamètre, dont la rotation continuelle, tout en n'exigeant qu'une faible quantité d'eau, n'en remplit pas moins la salle de vapeurs hydrosulfurées. Cet appareil présente en outre un avantage grandement apprécié par les malades : c'est de faire peu de bruit et de permettre aux personnes qui sont dans la salle de causer à voix basse, ce qu'il était impossible de faire lorsque l'eau tombait en cascades dans les vasques dont j'ai parlé.

Si l'on veut bien considérer qu'en général les malades qui sont soumis aux inhalations sont atteints d'affections pulmonaires ou laryngiennes, on comprendra facilement les inconvénients d'une causerie qui exigeait autrefois une fatigue plus considérable encore que celle de la conversation ordinaire.

La température des salles d'inhalation variait, en 1860, de 24, 27 à 30°,6. Le Dr Collin reconnut bientôt que certains accidents qui enrayaient quelquefois le traitement en forçant les malades à suspendre leurs séances d'inhalation, tels que névralgies de la sixième paire (1), hémoptysies même, étaient le résultat d'une congestion provoquée par l'inhalation d'air trop échauffé.

(1) Signalées et étudiées par le Dr de Puisaye, d'Enghien.

Depuis la disparition de l'eau des Romains qui alimentait les appareils de la salle, depuis que la température moyenne de cette salle est de 18 à 20° C., on n'a plus l'occasion de déplorer de pareils accidents, et, cependant, la quantité de vapeurs hydrosulfurées contenues dans la salle d'inhalation est plus considérable qu'elle ne l'était autrefois.

En se servant exclusivement de l'eau de la Crevasse pour alimenter les appareils, le Dr E. Collin a fait disparaître de la salle d'inhalation l'énorme quantité de vapeur d'eau qui, se condensant sur les murs, retombait en gouttelettes du plafond.

En outre, le volume d'eau bien moindre, mais encore suffisant, que les appareils reçoivent des Romains, répand assez de vapeur d'eau pour que l'air de la salle d'inhalation soit suffisamment humide.

« Le mode d'inhalation que nous croyons préférable près des eaux sulfureuses, disent les savants auteurs du *Dictionnaire des eaux minérales*, est l'inhalation de l'hydrogène sulfuré dépouillé d'un excès de vapeur d'eau. » Nous avons, croyons-nous, suffisamment démontré que l'inhalation de ce gaz est fait à Saint-Honoré dans des conditions telles que le désiraient MM. Durand-Fardel et Le Bret.

Existe-t-il de l'arsenic dans les vapeurs spontanées des salles d'inhalation et dans les vapeurs forcées des cabinets de douches chaudes et de vapeur?

Les vapeurs forcées contiendraient de l'arsenic (*Breuillard*), mais il n'a pas encore été fait d'expérience tendant à démontrer la présence de ce métalloïde dans l'atmosphère de la salle d'inhalation.

Nous nous sommes efforcé d'obtenir cet hiver de l'eau de condensation des vapeurs spontanées de la source la Crevasse dans le but d'y rechercher la présence de l'arsenic.

Après nous être servi de différents appareils qui ne donnaient que très peu d'eau de condensation dans un temps relativement considérable, nous nous sommes arrêté au procédé suivant :

Nous avons suspendu dans un cabinet de bains hermétiquement fermé, et dont la baignoire était constamment remplie d'eau de la Crevasse qui se renouvelait sans cesse, plusieurs larges lames de verre de forme losangique dont le grand axe était perpendiculaire à la surface de plats de porcelaine destinés à recevoir l'eau de condensation.

Ces appareils, très simples, nous ont fourni en peu de temps plusieurs litres d'eau de condensation, dans laquelle M. Huguet a bien voulu rechercher le principe de l'arsenic.

D'après ce chimiste, l'eau de condensation ainsi obtenue ne contiendrait aucune trace de ce métalloïde.

Nous nous proposons de nous servir de ces mêmes appareils pour obtenir de l'eau de condensation des vapeurs de la salle d'inhalation.

Peut-être serons-nous plus heureux, les vapeurs de cette salle étant pour ainsi dire mécaniquement forcées, vu la division moléculaire considérable imprimée par l'appareil décrit plus haut aux eaux de la Crevasse.

Salle de pulvérisation. — Depuis plusieurs années, et grâce à l'initiative du Dr E. Collin, l'établissement de Saint-Honoré possède une salle de pulvérisation pour le traitement de certaines affections chroniques *du nez, de la gorge et du larynx*. Plusieurs appareils permettent de varier ce mode d'administration des eaux de Saint-Honoré, et de donner en pulvérisation, ou de l'eau à sa température d'émergence, ou de l'eau plus ou moins chauffée.

Il serait facile, croyons-nous, étant donné le voisinage des deux générateurs puissants qui mettent en mouvement la machine destinée à amener l'eau des douches dans les réservoirs, d'utiliser pour la pulvérisation de l'eau minérale une partie de la vapeur qu'ils produisent.

On pourrait ainsi augmenter le nombre des appareils pulvérisateurs, et éviter certains desiderata que présente l'installation actuelle.

§ 2. *Action physiologique.*

Les propriétés physico-chimiques des eaux de Saint-Honoré, ainsi que les analyses dont elles ont été l'objet, nous permettent de les considérer comme des eaux *mixtes*, nous voulons dire : à la fois *sulfureuses et arsenicales*.

Mais, nous dira-t-on, chacun de ces deux éléments minéralisateurs possède-t-il une action qui lui soit propre dans les effets physiologiques et partant thérapeutiques obtenus par l'usage de ces eaux ; n'existe-t-il pas en outre un antagonisme réel entre le soufre et l'arsenic?

Nous allons répondre à ces deux objections.

Plusieurs médecins hydrologistes sont d'avis qu'une eau minérale n'agit que par son principe minéralisateur le plus actif. M. Richelot, du Mont-Dore, a soutenu cette opinion à la Société d'hydrologie (séance du 24 avril 1876), et c'est en partant de ce principe qu'il refuse à la Bourboule, station chlorurée sodique et arsenicale, la propriété d'agir par l'arsenic que contiennent ses eaux.

Nous nous rangeons complètement à l'opinion du Dr *Candellé* sur l'action mixte des eaux minérales. « Il n'est guère de médicaments, dit-il (1), sauf les plus simples, que l'on voie se conduire suivant un mode unique; à plus forte raison doit-on donner aux eaux minérales qui prennent place parmi les plus complexes une multiplicité d'action bien en rapport avec leur nature. »

Nous reconnaissons facilement que, étant donnés plusieurs éléments minéralisateurs en présence dans une source, celui dont l'action est la plus vive devra posséder une influence plus marquée sur les résultats obtenus. Il nous semble cependant difficile d'admettre qu'il agisse seul et que les autres principes coexistants, mais dont l'action est plus faible, ne soient pour rien dans les effets obtenus par ces eaux.

Citons un exemple à l'appui de cette opinion.

Un arthritique invétéré, qui à plusieurs reprises a

_____

(1) Candellé, *Manuel pratique de médecine thermale.*

présenté des manifestations articulaires, souffre d'une dyspepsie. Que fera le médecin appelé à lui donner ses conseils au sujet d'une saison à faire dans une station d'eaux minérales?

Vichy semblerait indiqué, mais cet arthritique est âgé, manifestement anémié par des atteintes répétées de rhumatisme articulaire; le médecin devra donc redouter pour son malade l'action des bicarbonates alcalins pris à certaines doses. Que fera-t-il en cette occurrence? Au lieu d'envoyer à Vichy cet arthritique anémié, il lui conseillera une saison à *Royat*, station bicarbonatée-chlorurée, où le malade pourra bénéficier de l'action spéciale des bicarbonates sur sa *maladie*, sa diathèse arthritique, et de l'effet reconstituant, eupeptique, éloigné mais réel, des chlorures sur l'*affection*, la dyspepsie dont il souffre.

Il nous reste à répondre à la deuxième objection relative à l'antagonisme du soufre et de l'arsenic.

Si l'on compare l'action dynamique du soufre à celle de l'arsenic, on constate que les effets physiologiques du premier sont diamétralement opposés à ceux produits par le second.

Le soufre est un stimulant diffusible, l'arsenic un modérateur de la circulation; ils sont donc bien antagonistes à certaines doses, mais quelles sont les preuves certaines sur lesquelles on pourra s'appuyer pour affirmer que le soufre s'oppose à l'arsenic et réciproquement?

Le Dr *Pécot* (de Bagnères), cité par M. *Campardon* (1), a reconnu que l'arsenic est bien mieux toléré

(1) Campardon, *loc. cit.*

par l'économie quand on fait en même temps usage des eaux sulfureuses.

L'état fébrile est une des principales contre-indications de la médication sulfureuse; le soufre, dans ces conditions, est très mal toléré, son absorption peut même déterminer de graves accidents.

D'un autre côté, Sistach a démontré que l'organisme présentait, pendant toute la durée de l'état fébrile, son maximum de tolérance pour l'arsenic.

Que conclure de ce qui précède? sinon que l'arsenic et le soufre, malgré leur antagonisme dynamique, peuvent non seulement exercer sur l'économie l'action propre à chacun d'eux, mais encore s'entr'aider, pour ainsi dire, l'un l'autre, et favoriser mutuellement leur absorption par l'organisme.

Abordons maintenant l'étude des propriétés physiologiques des eaux de Saint-Honoré.

Ainsi que nous le démontre l'analyse, ces eaux renferment comme principes minéralisateurs principaux :

1o *Du soufre* (acide sulfhydrique, sulfure alcalin, sulfates anhydres de soude et de chaux);

2o *De l'arsenic* (arsénite ou arséniate);

3o *Des alcalins.*

Le soufre, ainsi que ses composés, agit localement, par absorption et par élimination. Localement, leur action est excitante, et cette excitation se manifeste surtout sur le tégument externe, ce que démontre l'apparition d'éruptions diverses survenant pendant le traitement par les bains chez certains sujets prédisposés.

Véhiculés par l'eau prise en boisson, les sulfates sont absorbés directement, les sulfures sont décomposés par les acides du suc gastrique, puis absorbés, d'où leur action sur la circulation et l'innervation.

Ils agissent enfin par leur élimination, qui se fait par la peau, les reins, et principalement par la muqueuse de l'appareil respiratoire. (Cl. Bernard.)

Les composés alcalins, bicarbonates (0 gr. 207), et les chlorures de sodium (0 gr. 300) et de potassium (0 gr. 005) ont une action incontestable sur les sécrétions. Leur action sur la digestion est considérable ; ils favorisent l'absorption du soufre et de l'arsenic qui, sous sa forme alcaline, est directement assimilable.

Bien que la découverte d'une notable quantité d'arsenic dans les eaux de Saint-Honoré ne date que de quelques années, depuis longtemps, cependant, les médecins de cette station avaient fréquemment observé l'effet hyposthénisant de ces eaux employées dans une certaine mesure. « La chlorose, dit Allard, et avec elle tous les accidents névrosiques qui l'accompagnent, trouvent à Saint-Honoré de précieuses ressources. »

Cette action hyposthénisante, si souvent constatée et si différente de l'excitation que produisent ordinairement les eaux sulfureuses, frappa l'attention du Dr E. Collin, qui s'efforça d'en rechercher la cause.

« Il n'en est pas moins vrai, écrivait-il en 1885, que la sédation du système nerveux est manifeste, et, dans ses dernières études sur le bromure de potassium, M. le Dr *Gubler*, en parlant des eaux de Saint–

Honoré, attribue cette propriété à la présence de ce sel. Nous avons déjà remarqué chez les femmes les bons effets du traitement dans certaines affections hystériformes, et nous sommes heureux de voir dans le travail de M. Gubler l'explication d'un fait bien constaté, mais que nous ne savions attribuer à aucun des éléments minéralisateurs de nos eaux. »

Cherchant à s'expliquer cette action sédative des eaux de Saint-Honoré, M. le Dr E. Collin s'appuyait sur l'autorité du Dr Gubler, qui, dans ses commentaires thérapeutiques du Codex, avait, bien à tort, rangé parmi les eaux minérales bromurées celles de Saint-Honoré, dans lesquelles ce sel, si toutefois il y existe, ne saurait être qu'à l'état de traces.

Les observations faites par Allard et Collin, relativement à cette action sédative, que la découverte récente de l'arsenic dans les eaux de Saint-Honoré explique aujourd'hui, nous montrent que l'étude consciencieuse d'une eau minérale permet souvent de devancer, pour ainsi dire, les résultats obtenus par la chimie hydrologique, qui ne fait le plus souvent que contrôler, appuyer et expliquer les faits qui résultent de l'expérience clinique.

Nous allons passer maintenant en revue les différents appareils et montrer quelle est sur chacun d'eux l'action physiologique de ces eaux.

De même que, lorsque l'on étudie l'action physiologique d'un médicament quelconque, on constate que ce médicament ne produit jamais des effets tout à fait identiques chez tous les sujets sur lesquels on l'expérimente, de même il nous semble impossible de tracer un tableau complet et invariable des effets physiologiques d'une eau minérale.

Partant de ce principe que l'action d'un médicament peut changer de caractère, d'intensité, selon l'individu soumis à l'expérience, persuadé d'autre part que les différentes façons d'agir d'une eau minérale peuvent résulter de la diversité de ses modes d'administration, nous ne pouvons exposer que d'une manière générale, dans les lignes qui vont suivre, l'action physiologique des eaux de Saint-Honoré.

Appareil digestif.

Les eaux de Saint-Honoré, prises en boisson, augmentent l'appétit, activent considérablement la digestion, et cela dès les premières doses ingérées. Cette action sur le tube digestif, sur l'estomac en particulier, est due aux carbonates, aux bicarbonates, et surtout au chlorure de sodium qu'elles contiennent (0,300/1000).

L'eau de la Crevasse, plus chargée de principes sulfureux et plus arsenicale, donne lieu, mais chez certains malades seulement, à des éructations sulfureuses, à des pesanteurs d'estomac. Cette eau semble « lourde à digérer ». Cet inconvénient n'existe pas à la suite de l'usage de l'eau des Romains, qui est souvent employée avec succès dans certaines affections des voies digestives.

Il serait bon, croyons-nous, au début de la cure thermale, d'acclimater pour ainsi dire l'estomac, de l'habituer à la digestion des eaux sulfureuses à

4

l'aide de quelques verres de la source des Romains.

Il serait dangereux, et nous insistons sur ce point, d'abuser inconsidérément de l'eau de Saint-Honoré prise en boisson ; on a cité des cas d'intoxication survenant à la suite de l'ingestion d'une quantité considérable de l'eau de la Crevasse.

Les eaux de Saint-Honoré sont surtout constipantes, et si les malades accusent de la diarrhée, ce n'est qu'à cette période du traitement où apparaissent parfois quelques signes d'excitation caractérisés, soit par la *poussée*, soit par cet état d'éréthisme transitoire que l'on est convenu d'appeler la *fièvre thermale*.

« La constipation, dit le Dr Binet (1), est une exception qui s'explique d'ailleurs par l'influence du chemin de fer. » Telle n'est pas notre opinion, et nous croyons que cette constipation pourrait être expliquée par la balance qui existe entre les fonctions cutanées et la sécrétion intestinale.

Sous l'action locale de l'eau sulfureuse du bain, à la suite de l'élimination des principes sulfurés et arsenicaux qui a lieu à sa surface, la peau se met à fonctionner davantage, ses produits d'excrétion sont augmentés, et les sécrétions intestinales diminuées d'autant.

La constipation que présentent également les malades dont le traitement consiste exclusivement dans l'eau de la Crevasse prise en boisson, ne pourrait-

(1) M. Binet, *Etude clinique et climatologique sur Saint-Honoré.*

elle pas être expliquée en outre par la présence dans
les eaux de Saint-Honoré de sulfate de soude à petite
dose, sel qui, dans ces conditions, produit des effets
anticáthartiques indiscutables?

Système nerveux, circulation.

A l'encontre de ce qui se produit dans la plupart
des stations thermales sulfureuses, on obtient généralement à Saint-Honoré, au début de la cure, un
calme sensible, une sédation manifeste. Après quelques jours de traitement, survient parfois plus ou
moins vite, selon les malades, une période d'excitation, qui n'est, du reste, que passagère, nous voulons
dire la *fièvre thermale*, qui se traduit par plus ou moins
de chaleur à la peau, l'apparition chez certains sujets d'une éruption quelconque, etc.

Ajoutons qu'il n'en est pas toujours ainsi, ou plutôt que, bien loin d'être la règle, la fièvre thermale
n'est que l'exception.

Il est rare que cette excitation soit portée à un degré assez élevé pour se traduire par des phénomènes
circulatoires, du côté du cœur ou du pouls. On voit
cependant le flux hémorroïdal augmenter parfois
d'intensité après quelques jours de traitement, les
menstrues être avancées de plusieurs jours, leur
écoulement devenir plus abondant.

Disons à ce sujet que, si cette suractivité circulatoire est précieuse dans certains cas, il en résulte
aussi la nécessité d'une extrême prudence de la part
du médecin chez certains individus sujets aux hémor-

ragies, aux congestions viscérales, ou qui présentent des lésions cardiaques.

Faut-il continuer le traitement thermal pendant la période menstruelle? A cette question journellement posée au médecin par les malades, nous croyons devoir répondre par la négative.

On pourrait, il est vrai, ne pas interrompre pendant cette période le traitement par les inhalations, encore faudrait-il qu'étant donnée la prédisposition particulière du sujet, les douches de pieds à sa sortie de l'inhalation ne fussent pas pour lui d'une nécessité absolue.

Quant aux bains, la facilité avec laquelle la fonction utérine peut se troubler, la gravité des accidents qui peuvent résulter de ce trouble, nous semblent les contre-indiquer à cette époque d'une façon formelle chez la plupart des femmes, et à plus forte raison chez celles qui sont arrivées à la période de la *méno-pause*. En résumé, suivant le mode d'administration, on peut à l'aide des eaux de Saint-Honoré produire ou l'excitation ou la sédation du système nerveux, et par contre de l'appareil circulatoire.

L'état général du malade, ses prédispositions, les caractères plus ou moins bien tranchés de la diathèse dont l'affection qu'il présente porte l'empreinte, fournissent des indications précieuses qu'il serait dangereux de négliger. Le médecin devra les rechercher avec soin avant d'instituer tel ou tel mode de traitement devant aboutir soit à des effets sédatifs, soit, au contraire, à une excitation générale.

Appareil respiratoire.

Depuis les modifications apportées par le Dr E. Collin au fonctionnement de la salle d'inhalation de Saint-Honoré, ce mode de traitement a été mis en pratique sur une vaste échelle dans cette station thermale.

L'étude physiologique de l'hydrogène sulfuré en inhalation a été faite très complètement par ce médecin (*Ann. de la Soc. d'hydrol.*, t. X), aussi empruntons-nous à ses travaux tous les détails que nous allons donner sur cette intéressante question.

L'inspecteur actuel de Saint-Honoré divise en trois périodes les effets physiologiques des inhalations sulfureuses de Saint-Honoré :

1re Période ou *période de sédation ;*

2e Période ou *période de retour ;*

3e Période ou *période d'excitation.*

En entrant dans les salles d'inhalation, on constate une forte odeur d'hydrogène sulfuré parfaitement supportée par la plupart des malades.

On ne tarde pas à ressentir un certain bien-être caractérisé par une respiration plus calme et qui semble plus facile, et une diminution dans le nombre et la force des pulsations artérielles. Une douce moiteur se répand sur tout le corps, telle est la première période de l'inhalation.

Après un certain temps qui varie avec les sujets, et qui en général est de quinze à trente minutes, les mouvements respiratoires tendent à revenir à leur

4.

type normal, le pouls reprend petit à petit, en nombre et en intensité, ce qu'il avait perdu d'abord.

Cette seconde période est la période *de retour*.

La troisième période ou *d'excitation* suit de très près la seconde ; elle est caractérisée au début par de la pesanteur à la tête, qui, faible d'abord, augmente ensuite au point d'amener une véritable céphalalgie que l'on a vue accompagnée de vertiges. Une excitation légère, caractérisée par de la sécheresse et des picotements à la gorge, ne tarde pas à provoquer quelques accès de toux sèche et fatigante, qui bientôt, chez certains sujets sanguins, serait suivie d'hémoptysie s'ils continuaient l'expérience. Les pulsations artérielles augmentent d'intensité et de nombre, la face se congestionne et il est nécessaire d'avoir recours à des révulsifs sur les extrémités inférieures pour rétablir un équilibre que l'on n'obtient pas toujours facilement ; la céphalalgie surtout persiste quelquefois pendant toute la journée.

Il va sans dire que ces effets ne sont pas toujours d'une exactitude mathématique, et que le passage d'une période à une autre demande un temps plus ou moins long suivant l'état du sujet, l'affection dont il est atteint, l'habitude qu'il a de la salle d'inhalation, les dispositions dans lesquelles il se trouve, etc., etc.

Certains malades, en effet, ne peuvent pas séjourner plus de quelques minutes dans la salle d'inhalation, tandis que d'autres y passent volontiers plusieurs heures et, qui plus est, ne respirent librement qu'au milieu de cette atmosphère chargée d'hydrogène sulfuré.

Les effets physiologiques que nous venons de décrire ne sont pas les seuls produits par l'inhalation
des vapeurs contenues dans nos salles; de plus, ces
effets peuvent varier, devenir même opposés les uns
aux autres, suivant le temps que durera la séance
d'inhalation. Nous y reviendrons en parlant de chaque affection en particulier; mais il en est un certain nombre cependant qui se présentent avec une
constance telle que nous pouvons les signaler dès
maintenant.

La toux ne tarde pas à se calmer, l'expectoration
est devenue plus facile, les crachats sont souvent
modifiés rapidement; de jaunâtres, épais qu'ils étaient,
ils deviennent blancs et légèrement spumeux. L'enveloppe cutanée subit elle-même des modifications
importantes. Chez certains malades atteints d'affections anciennes et dont la peau sèche et rugueuse ne
remplit plus, ou remplit très mal ses fonctions, on la
voit bientôt, après quelques séances d'inhalation, devenir douce, moite, et retrouver son élasticité et sa
souplesse première.

La connaissance de ce fait peut rendre de grands
services dans certaines affections herpétiques sèches.

Les malades qui fréquentent, à Saint-Honoré, les
salles d'inhalation, étant en général soumis en même
temps à un traitement par l'eau sulfureuse prise en
boisson, il est bien difficile de ne pas voir se confondre les effets de ces deux médications. D'un autre
côté, nous avons vu souvent les avantages de la salle
d'inhalation ressortir de ce fait : que certains d'entre
eux, prenant déjà des bains, et buvant l'eau minérale,

voyaient les accidents du côté de la poitrine s'amender surtout à partir du jour où ils étaient soumis aux inhalations sulfureuses.

La connaissance des trois périodes que nous venons de décrire sera d'un grand secours pour le médecin, et lui permettra de donner de sages conseils aux malades qui doivent être traités par les inhalations.

Dans bien des cas cependant, ce n'est qu'en avançant avec prudence, en augmentant ou en diminuant la durée pour l'augmenter de nouveau si l'organisme n'en souffre pas, que le médecin peut être utile à ses malades. On a vu des personnes, ayant voulu se traiter à leur guise ou n'ayant pas suivi ponctuellement les conseils à eux donnés, être prises d'hémoptysie très difficile à enrayer, et déterminant sur un organisme, déjà très affaibli, les effets les plus fâcheux.

De ce que nous venons de dire, il résulte que différents effets thérapeutiques peuvent être produits par l'inhalation de l'hydrogène sulfuré, telle qu'elle existe à Saint-Honoré. C'est au médecin à savoir la doser, suivant les indications que présentent les malades.

Tout en reconnaissant la vérité de ce qui précède, des expériences faites sur nous-même, le résultat de nos observations sur plusieurs malades durant ces deux dernières saisons, nous portent à croire que, dans certains cas, il y aurait un grand avantage à augmenter la durée des séances d'inhalation faites par le malade en un même jour, à condition toutefois de restreindre la durée de chacune d'elles tout en les multipliant.

Pour compléter l'étude des effets physiologiques

des salles d'inhalation de Saint-Honoré, il nous reste
à donner l'explication des diverses périodes que nous
venons de décrire, à nous demander pourquoi l'inhalation produit d'abord un effet sédatif, puis ensuite
une période d'excitation.

MM. *Trousseau* et *Pidoux* penchaient à attribuer
cette dernière période, qui va quelquefois jusqu'à l'hémoptysie, à l'altitude des lieux où sont d'ordinaire
situées les eaux sulfureuses.

Cette hypothèse, combattue par M. le professeur
Jaccoud, pourrait expliquer les accidents survenus
chez des malades dans des stations sulfureuses à altitude élevée, mais nous ne saurions l'admettre pour
Saint-Honoré, station située à 272 mètres au-dessus
du niveau de la mer, et où des séances d'inhalation
trop prolongées ont fréquemment déterminé des hémoptysies chez des malades du pays ou des environs.

M. *Filhol*, dans son Traité des eaux minérales des
Pyrénées, a donné l'explication suivante :

« L'absorption de l'acide sulfhydrique par les poumons introduira, dit-il, au bout de peu de temps,
dans le sang, plus de soufre que n'eût pu y en intro-
duire l'absorption par la surface cutanée. La première action sera sans doute celle qu'on attribue à
l'acide sulfhydrique ; mais bientôt, cet acide ayant
été décomposé par l'oxygène, du soufre deviendra
libre dans le sang lui-même, et les phénomènes d'excitation ne tarderont pas à se faire sentir. »

Cette théorie, très admissible au point de vue de
la saturation par les eaux minérales, semble battue
en brèche par les faits qu'on observe à Saint-Honoré.

D'après Trousseau et Pidoux, pour que le soufre
puisse produire dans l'organisme une excitation générale caractérisée par de la fréquence du pouls et de
la chaleur à la peau, il faut l'administrer à doses
fractionnées, de telle sorte qu'il y soit ingéré de 4
ou 8 grammes par jour.

C'est, après quelques minutes passées dans la salle
d'inhalation de Saint-Honoré, que l'on voit survenir
les phénomènes d'excitation ; or, quelle quantité de
soufre peut se trouver à l'état libre dans le sang d'un
malade après une séance si courte dans un milieu
d'hydrogène sulfuré ?

Un malade est depuis vingt minutes dans la salle
d'inhalation, la période de *sédation* a fait place à la
période de *retour*, il quitte la salle. Il y a eu absorption d'hydrogène sulfuré, dépôt de soufre dans le
sang, ce malade devrait donc, d'après M. Filhol, présenter des signes d'excitation : or, il n'en est rien,
bien plus, les pulsations sont diminuées et d'intensité
et de nombre.

Que ce malade, au lieu de sortir vingt minutes
après son entrée dans la salle, y séjourne dix ou
vingt minutes encore, il présentera tous les signes de
la période d'*excitation*. Qu'il sorte alors, tous ces signes s'évanouiront après quelques minutes et le
pouls lui-même aura repris son calme.

Quelle était la cause des signes d'excitation constatés pendant la troisième période que nous avons
décrite ? le soufre libre dans le sang ? Mais, s'il en
était ainsi, cette excitation céderait bien plus lentement, il faudrait pour qu'elle disparaisse que la tota-

lité du soufre absorbé fût mise hors de la circulation.

Un malade, un catarrheux par exemple, fera le premier jour de son traitement deux séances d'inhalation de trois heures chacune, et, bien loin d'en être incommodé, il ressentira jusqu'à la dernière minute les bienfaits du milieu où il se trouve. Serait-ce parce que l'absorption est plus difficile chez lui que chez tout autre? Traitez ce malade pendant vingt ou trente jours par les inhalations, faites faire à un autre malade plus sanguin des inhalations de dix à quinze minutes par jour, et pendant le même laps de temps, la saturation arrivera chez les deux et peut-être plus promptement chez le catarrheux que chez l'autre malade.

Devant de pareils faits, il serait difficile d'admettre l'explication de M. Filhol, aussi nous rangeons-nous à l'opinion soumise, en 1864, à la Société d'hydrologie, par le Dr E. Collin.

L'action excitante de l'hydrogène sulfuré serait la conséquence forcée de son action hyposthénisante.

L'hydrogène sulfuré, mis en contact direct avec les voies respiratoires, agit *localement* sur le tissu nerveux de ces organes et d'une *manière générale* par son action sur le cerveau lui-même. Par sa propriété stupéfiante il ralentit les sécrétions qui se font à la surface de la muqueuse, et cette diminution de sécrétion doit amener, si l'inhalation se prolonge, un trouble certain dans la circulation des organes qui en sont privés. C'est alors que l'on voit apparaître de la sécheresse à la gorge, quelques accès de toux. Prolongez encore l'inhalation, et, la circulation tout entière se ressentant du trouble apporté à la circulation pulmonaire, l'excitation générale ne tardera pas à paraître.

Cette théorie nous paraît d'autant plus rationnelle que nous avons pu remarquer que ce sont précisément les malades chéz lesquels l'expectoration est abondante qui peuvent rester le plus longtemps dans les salles d'inhalation de Saint-Honoré.

Chez les autres, au contraire, la période d'excitation est prompte, l'action stupéfiante de l'acide hydrosulfurique n'ayant à s'exercer que sur une muqueuse dont les sécrétions sont à peu près normales.

Sécrétions.

Nous avons vu quelle était l'action de l'hydrogène sulfuré sur les sécrétions bronchiques ; les reins subissent aussi l'action des eaux.

Nous ne parlerons pas, bien entendu, des cas où l'on ingère une grande quantité d'eau minérale, car alors non seulement les principes minéralisateurs de la source, mais encore le liquide qui leur sert de véhicule, déterminent de la diurèse. Ordinairement, la quantité de l'urine est augmentée, et, de plus, il n'est pas rare de voir survenir la sortie de nombreux graviers, phénomène qui ne peut être attribué qu'aux principes alcalins contenus dans ces eaux. Quant à l'augmentation des urines, elle ne saurait être due aux alcalins, qui existent dans les sources de Saint-Honoré en trop petite quantité (1) pour

(1) 50/100.

rendre les urines alcalines, condition expresse, d'après la plupart des auteurs, pour qu'il y ait effet diurétique.

Après quelques jours de traitement, la circulation périphérique se faisant mieux, la transpiration devient plus abondante et possède chez certains malades une franche odeur sulfureuse. La peau devient douce, moite, toutes ses fonctions deviennent plus actives sous l'influence de l'excitation produite par les composés sulfureux.

Cette excitation cutanée varie cependant suivant les individus.

Chez les uns, elle paraît presque nulle ou bien se traduit par de légères démangeaisons, une sensibilité plus grande qui coïncide parfois avec des sueurs abondantes. Chez d'autres, apparaît une éruption plus ou moins confluente qui caractérise la *poussée*.

La poussée! Que de malades, persuadés que l'apparition de ce phénomène était la preuve de l'issue par la peau des *humeurs peccantes*, quittèrent une station thermo-sulfureuse avec le regret de ne pas l'avoir éprouvé et, par conséquent, de n'avoir retiré aucun bénéfice de leur saison!

Cette éruption accidentelle qui survient à la peau pendant le cours d'un traitement thermal, qui présente différentes formes suivant les sujets et qui disparaît par la continuation du traitement lui-même, serait-elle donc le résultat direct de l'action d'une eau minérale? De plus, existerait-il dans une station arsenicale et sulfureuse deux poussées bien distinctes, l'une sous la dépendance du soufre, l'autre sous celle de l'arsenic?

5

Nous ne le croyons pas, et voici les arguments qui semblent plaider en faveur de notre opinion.

Si ces éruptions étaient la conséquence immédiate des principes minéralisateurs contenus dans une eau minérale, la plupart des malades en seraient atteints, ou du moins les mêmes principes donneraient naissance à des éruptions identiques ; la rapidité d'apparition de la poussée et sa violence seraient en raison directe de la minéralisation des sources, enfin les eaux minérales seules pourraient en déterminer l'apparition.

Or, il est loin d'en être ainsi.

Dans les stations les plus renommées pour ce phénomène, bon nombre de malades y échappent, et, parmi les heureux, si bonheur il y a, on peut rencontrer toute la série des éruptions diverses, depuis la simple rougeur érythémateuse de la peau jusqu'aux furoncles et aux pustules d'acné.

Loëche, Baden, ces stations à poussées s'il en fut jamais, sont rangées par les chimistes au rang des eaux faibles, Saint-Honoré également, et bien des malades ont vu cependant dans la suite de l'usage des eaux de cette dernière station leur corps se couvrir de l'éruption qu'ils avaient en vain demandée aux deux premières.

Comme dernier argument en faveur de notre opinion, disons enfin qu'il est reconnu qu'un simple traitement thérapeutique, fût-il fait *avec de l'eau distillée*, peut souvent déterminer une poussée pareille à celle que l'on observe dans les eaux minérales les plus en vogue.

On pourrait, il nous semble, expliquer ainsi la production de la poussée :

La peau est le siège de trois principales fonctions : l'excrétion de la sueur, celle de la matière sébacée, enfin la perspiration cutanée, excrétion sudorale insensible mais constante.

Ces diverses excrétions ont pour point de départ un afflux de sang vers la peau. Si cette congestion cutanée devient plus considérable sous l'action de la température, des principes minéralisateurs de l'eau, des moyens balnéaires employés (*bains de longue durée* (Loëche), *douches*, etc., etc.), les voies par lesquelles se font ces excrétions ont à subir un surcroît de travail fonctionnel, et s'il n'en résulte pas une véritable inflammation, il se produira une irritation plus ou moins vive du tégument externe.

Bientôt, ce phénomène s'évanouit, tandis que persiste la cause qui lui a donné naissance, car le malade continue son traitement.

Cette disparition du phénomène ne serait-elle pas le résultat de la *compensation*, pour ainsi dire, qui a lieu de la part des voies chargées de l'excrétion cutanée? L'équilibre une fois rétabli entre les fonctions plus vives et l'organe plus alerte, la poussée disparaît.

Il faut remarquer en outre que la poussée se montre le plus souvent chez ces individus qui ne peuvent user d'un thapsia, d'un badigeonnage de teinture d'iode, à plus forte raison d'un vésicatoire, sans voir survenir autour du point d'application de ces révulsifs ou de ce vésicant, les uns de l'eczéma, de l'herpès, les autres de l'acné ou une éruption furonculeuse.

En résumé, la poussée, qui, dans certains cas, peut rendre de grands services au point de vue du diagnostic de la diathèse de l'individu, qui, souvent, peut agir comme un dérivatif d'autant plus puissant qu'il s'exerce sur une plus large surface, *la poussée*, croyons-nous, *dépend beaucoup moins de la nature des eaux que de la constitution du sujet.*

C'est en nous basant sur ce que nous venons de dire que nous ne saurions admettre chez le même malade, en traitement à Saint-Honoré, l'apparition successive de deux éruptions différentes (*Breuillard*), l'une portant la griffe du soufre, l'autre celle de l'arsenic.

L'exposé des effets physiologiques produits sur les différents appareils par les eaux de Saint-Honoré n'a fait que corroborer ce que nous avait fait constater l'étude de leur composition chimique. Nous avons vu, en effet, l'action physiologique distincte de ses deux principaux éléments minéralisateurs, le soufre et l'arsenic, ayant chacun leur action propre, mais qui, loin de se contrebalancer ou de se nuire mutuellement, ne font pour ainsi dire que s'entr'aider dans leur action.

Dans l'étude aussi complète que possible des affections principales qui sont du ressort de Saint-Honoré, nous terminerons, au sujet de chacune d'elles, l'étude physiologique du soufre et de l'arsenic, étude que nous n'avons fait du reste qu'effleurer dans ce chapitre. Nous essaierons également de démontrer clini-

quement que la médication obtenue par ces eaux dépend en même temps du soufre et de l'arsenic qu'elles
contiennent, et que le chimiste, en découvrant dans
ces sources l'arsenic à dose thérapeutique, a simplement donné l'explication de faits, bien souvent constatés, sinon expliqués, par tous les médecins qui se
sont succédé à Saint-Honoré.

CHAPITRE IV

DES PRINCIPALES APPLICATIONS THÉRA-PEUTIQUES DES EAUX DE SAINT-HONORÉ-LES-BAINS ET DE LEURS CONTRE-INDICA-TIONS

§ 1er. *Considérations générales.*

A. *Des diathèses.* — Ce serait, croyons-nous, une grave erreur que de baser les indications thérapeutiques d'une station thermo-minérale sur la tradition, quelque séculaire qu'elle soit.

Quoique souvent respectable, la tradition seule n'est, dans bien des circonstances, que l'auxiliaire inconscient d'un empirisme aveugle.

D'autre part, ce serait s'exposer à de nombreux déboires et procéder d'une façon bien peu scientifique que de conclure à son efficacité dans certaines maladies, d'après les résultats fournis par l'analyse chimique.

Le médecin consciencieux qui veut étudier une eau minérale doit, croyons-nous, procéder presque exclusivement par *synthèse.* Faisant table rase de toute espèce de tradition, ne demandant à la chimie que les indications qui lui servent pour ainsi dire de guide dans son étude, il doit avant tout observer.

C'est par l'observation des malades, par la déduction scientifique des faits constatés qu'il peut arriver à être convaincu de l'utilité d'une eau minérale dans telle ou telle maladie ou, pour mieux dire, chez tel ou tel malade.

Il suffit en effet d'observer plusieurs individus atteints de la même affection pour se convaincre de la dissemblance souvent frappante existant entre les symptômes présentés par chacun d'eux.

L'affection, dans son essence, est identique chez tous ces malades, mais la constitution héréditaire ou acquise, les habitudes antérieures, etc., etc., de chacun d'eux, impriment à l'affection un caractère à part, des manifestations si différentes, que l'on pourrait dire avec raison : *Il n'y a pas de maladies, il y a des malades.*

C'est aux eaux minérales que l'on vient demander surtout le soulagement, sinon la guérison, des maladies chroniques. Cette *spécialisation (Durand-Fardel)* des eaux minérales est telle que Fontan a pu regarder avec raison les établissements thermaux comme étant « *la clinique par excellence des maladies chroniques* ».

« Cette médication, dit-il, est celle qui fournit au praticien les meilleurs résultats, au point que *Bordeu* a pu dire qu'il regardait comme incurable toute maladie chronique ayant résisté aux eaux minérales appropriées. »

L'incertitude de la science au sujet de la nature des maladies chroniques fut une des nombreuses causes qui laissèrent une obscurité profonde planer pendant longtemps sur l'action des eaux minérales.

Depuis les travaux de *Sydenham, Bordeu, Dumas, Lorry, Barthez, Baumès,* etc., etc., la lumière s'est faite sur cette importante partie de la médecine.

De nos jours, l'étude des maladies chroniques a fait un pas immense grâce aux travaux de nos maîtres, *Hardy, Besnier, Lancereaux, Fournier, Jaccoud, Hérard* et *Cornil, Charcot, Quinquaud,* etc., et grâce aux observations nombreuses des médecins hydrologistes qui ont su profiter du vaste champ d'étude qu'ils avaient sous les yeux.

Que les affections soient chroniques d'emblée, ou qu'elles soient la transformation d'affections aiguës en affections chroniques, elles portent toute l'empreinte d'un état inhérent à chacun des individus qui en sont atteints.

Cet état particulier qui a préexisté aux manifestations de l'affection, la tient sous sa dépendance et la marque de son sceau, nous voulons parler des *diathèses.*

La grande question des diathèses qui domine toute la pathologie des maladies chroniques a donné lieu à bien des opinions.

Disons dès à présent que les limites de ce travail ne nous permettent pas d'entrer à ce sujet dans des discussions de doctrine pure.

Cependant, nous croyons pouvoir admettre l'existence des quatre grandes diathèses suivantes que nous voyons chaque jour influencer les affections chroniques.

L'*Arthritisme*, le principe, le père du rhumatisme et de la goutte, pour les uns, tandis que pour les autres la goutte serait une diathèse à part.

L'*Herpétisme*, dont les liens de parenté avec l'arthritisme sont si étroits, que pour bon nombre de médecins ces deux diathèses n'en feraient qu'une.

La *Scrofule*, cet état intermédiaire entre le lymphatisme et la tuberculose qui n'en serait que l'évolution ultime ou tout au moins une modalité. (*Scrofulo-tuberculose.*)

La *Syphilis*, enfant né de père inconnu, mais dont la nombreuse descendance ne fait que croître chaque jour.

Faisons remarquer que, si nous considérons la syphilis comme une diathèse, c'est que nous prenons ce terme « *diathèse* » dans son acception propre : διαθεσις, prédisposition.

On est syphilitique ou par soi-même, ou par ses ascendants.

Le syphilitique congénital, dès le premier jour de son existence, est un diathésique dans toute la force du terme, car ses ascendants lui ont transmis non seulement la vérole, mais encore un état général d'autant plus déplorable que les lésions paternelles ou maternelles ont été plus graves, plus méconnues, plus mal combattues.

La syphilis acquise ne revêt des caractères vraiment diathésiques que lorsque l'organisme est totalement infecté par le virus, que les lésions ont été multiples, ou qu'un traitement sérieux n'a pas été prudemment institué ou sérieusement suivi.

B. *De l'action des eaux minérales sur les diathèses.* — Les eaux minérales ont-elles une action directe sur les diathèses? Cette action est-elle spécifique? Telles

5.

sont les deux questions auxquelles nous allons essayer de répondre.

« Les maladies chroniques, a dit M. *Pidoux*, commencent à la vie et finissent à la mort...... Guérir une maladie chronique, c'est supprimer sa manifestation, son évolution, mais non son germe. »

Nous appuyant sur l'autorité de ce maître en hydrologie et sur l'opinion généralement admise, nous croyons que les manifestations diathésiques, mais non la diathèse elle-même, peuvent être heureusement influencées par un traitement hydrominéral approprié.

Nous sommes bien loin de nier l'action prophylactique des eaux minérales, nous reconnaissons que chez les enfants diathésiques elles peuvent donner d'excellents résultats en empêchant le réveil du vice héréditaire qui sommeille encore dans leur jeune organisme.

Nous croyons cependant que, lorsque la diathèse existe d'une manière active, c'est-à-dire quand elle a revêtu un individu de la caractéristique qui lui est propre, si le traitement hydrominéral peut en quelque sorte diminuer l'intensité, l'activité de l'état diathésique, il ne possède qu'une action très limitée sur la diathèse elle-même.

Seule parmi les états diathésiques que nous avons énumérés plus haut, la syphilis, cette maladie créée de toutes pièces par le virus syphilitique, pourrait *quelquefois* disparaître complètement de l'organisme qui en est infecté, et cela parce qu'elle a contre elle deux ennemis thérapeutiques tout-puissants et d'une *spécificité* (Durand-Fardel) incontestable.

Il n'en est pas de même pour les autres diathèses ; il est possible de faire disparaître, par un traitement thermal, une localisation cutanée ou viscérale scrofuleuse, herpétique ou arthritique, mais la diathèse, subsistant toujours, pourra se manifester de nouveau.

Toute affection chronique, avons-nous dit, porte la griffe diathésique ; une même affection chronique ne présente jamais les mêmes caractères, n'évolue jamais suivant un mode unique chez tous les sujets qui en sont atteints. Cela reconnu, comment admettre l'existence d'un traitement spécifique contre cet état diathésique si différent quant à ses manifestations ?

L'arsenic a été vanté dans l'herpétisme, les sulfureux, les composés chlorurés dans la scrofule, les bicarbonates dans la goutte et le rhumatisme ; est-ce à dire, pour cela, que chacun de ces médicaments est, à l'exemple du mercure dans la syphilis, le spécifique de chacune de ces diathèses ? Non, certes, ces médicaments ne sont pas spécifiques, mais possèdent, vis-à-vis de ces divers états diathésiques, ou, pour mieux dire, vis-à-vis des manifestations de ces diathèses, une spécialisation basée non seulement sur l'étude de leur action physiologique, mais encore sur des observations rigoureusement cliniques.

Ce que nous venons de dire à propos du soufre, de l'arsenic, etc., etc., s'applique également aux eaux minérales dont ces corps constituent les éléments thérapeutiques principaux. Il n'est pas d'eau minérale spécifique, mais chacune d'elles possède une spécialisation particulière.

Avant de passer à l'étude de l'action des eaux de

Saint-Honoré sur les divers états diathésiques, nous eussions voulu essayer de les définir et de décrire le plus complètement possible leurs diverses manifestations. Les limites de ce travail ne nous le permettant pas, nous nous contenterons d'esquisser à grands traits la physionomie particulière à chacun d'eux.

Arthritisme.

Si les expressions *arthritisme, herpétisme*, rappellent par elles-mêmes à l'esprit de l'observateur les manifestations si multiples et si variées qui leur sont propres, elles laissent beaucoup à désirer sous le rapport de leur étymologie.

L'arthritisme, en effet, n'est pas exclusivement caractérisé par des localisations articulaires, des *arthrites;* l'herpétisme ne se traduit pas seulement par de l'*herpès*. Ces deux diathèses présentent fréquemment des manifestations viscérales, et bien des éruptions d'herpès (*angine herpétique* de Lasègue, *herpes utérin* de N. Gueneau de Mussy) ne sont pas toujours *herpétiques* dans le sens diathésique du mot.

A l'exemple du Dʳ *H. Senac* (de Vichy), nous ferons remarquer que « nous eussions dû rejeter entièrement une appellation défectueuse pour accepter le nom beaucoup plus caractéristique de *diathèse congestive* employé par le Dʳ *E. Cazalis* pour désigner cet état. Si nous ne l'avons pas fait, c'est en raison de l'inconvénient qu'il y a à substituer un nom nouveau à un nom accepté déjà dans la pratique. Nous éviterons, du reste, tout malentendu en spécifiant

que nous n'employons jamais le mot « arthritis »
dans le sens dérivé de son étymologie (1) ».

Certains auteurs considèrent la goutte et le rhumatisme comme n'étant que des variétés d'une même
diathèse, l'arthritisme, et admettent qu'elles sont
réciproquement susceptibles d'être transformées
l'une dans l'autre.

D'autres, au contraire, font de la goutte une diathèse à part.

Tout en admettant qu'au point de vue de sa patho-
génie, de ses lésions anatomiques, de ses symptômes,
la goutte est un état diathésique à part, nous croyons
cependant pouvoir admettre que ses liens de parenté
avec le rhumatisme sont des plus étroits.

On ne naît pas goutteux d'emblée, et la plupart
des goutteux ont éprouvé des phénomènes de rhumatisme avant d'avoir la goutte, ou ont eu des arthritiques parmi leurs ascendants.

Voilà pourquoi nous considérerons l'arthritisme
comme étant une prédisposition héréditaire qu'apportent toujours en naissant les descendants d'individus arthritiques (2), prédisposition par le fait de
laquelle ces descendants pourront eux-mêmes suivant
leur genre de vie, leur profession, devenir goutteux
ou rhumatisants.

(1) H. Senac, *Notions générales sur la diathèse congestive.*
(2) « L'arthritis, dit M. Hallopeau dans son *Traité de pathologie générale* (page 30), est le fond commun sur lequel se développent le rhumatisme et la goutte. Ces maladies peuvent
coïncider, mais elles existent plus souvent isolément et se trans-
mettent intégralement. »

La diathèse arthritique peut exister seule ou bien être associée, chez le même individu, à la scrofule, à l'herpétisme ou même à la syphilis, ainsi que l'a démontré M. Vaffier dans sa thèse inaugurale (1).

Dans ces deux cas, ses manifestations viscérales, qui le plus souvent (*Dumoulin*) sont la conséquence de la variété sthénique de la forme commune, sont heureusement influencées par les eaux de Saint-Honoré. C'est au Dr E. Collin (2) que cette station thermale doit sa juste renommée dans le traitement de ces affections (*Binet*).

Les bons effets que l'on obtient de ces eaux sur les localisations arthritiques dépendent du mode de traitement hydriatique auquel est soumis le malade.

Ce traitement, qui variera avec toutes les indications fournies par l'état général, le degré d'acuité de la lésion, etc., consiste en bains, douches générales (de 40 à 45° C.), douches de vapeur, inhalation, etc.

L'action du soufre contenu dans les eaux, leur température, sont mis à profit dans le traitement de ces affections. On cherche à provoquer chez les arthritiques rhumatisants des sueurs salutaires qu'il est toujours facile d'obtenir à l'aide de bains chauds, et un effet révulsif sur la peau à l'aide de douches générales chaudes ou de douches de vapeur.

En somme, les eaux de Saint-Honoré sont indiquées dans l'arthritisme lorsque le malade est affai-

(1) Vaffier, *Du rhumatisme syphilitique*.
(2) E. Collin, *Du diagnostic des affections pulmonaires de nature arthritique et de leur traitement par les eaux de Saint-Honoré*.

bli, anémique, quand cette diathèse est accompagnée d'herpétisme ou de scrofule, ou bien toutes les fois que le sujet sera très nerveux, très irritable, et que l'on aura besoin d'obtenir une sédation sérieuse.

Scrofule.

La scrofule et le lymphatisme sont pour les uns des états différents, pour d'autres, au contraire, l'expression lymphatisme ne serait qu'un coquet euphémisme à l'usage de certains et surtout certaines malades. *On s'avoue lymphatique, mais non scrofuleux.*

Nous regardons le lymphatisme et la scrofule comme représentant les deux âges d'une même diathèse; le lymphatisme représente pour ainsi dire la *période d'incubation* de la scrofule.

Nous ajouterons que, si le plus souvent l'on naît scrofuleux, on traverse d'abord la phase du lymphatisme avant d'arriver à la scrofule confirmée; que, d'autre part, si la scrofule peut être acquise, dans bien des circonstances, sinon toujours, les causes qui la déterminent agissent d'une façon bien plus rapide chez les individus entachés déjà de lymphatisme.

Les enfants nés d'un père ou d'une mère arthritiques, que ces derniers soient rhumatisants ou goutteux, apportent en venant au monde la prédisposition arthritique.

Issus de parents scrofuleux, la plupart des enfants naissent lymphatiques et ne deviendront plus tard scrofuleux qu'autant que la prédisposition héréditaire, méconnue ou dédaignée par des parents qui se laissent trop souvent séduire par une « *beauté lympha-tique* » (Fleury), fournira aux causes déterminantes de la scrofule un terrain favorable à l'éclosion de cet état diathésique.

Ajoutons avec *Astrié* qu'il existe des scrofuleux présentant toutes les attributions des tempéraments bilioso-sanguin et lymphatico-sanguin. Ne faudrait-il pas chercher la cause de cette variété de l'habitus extérieur scrofuleux dans la coïncidence fréquente de l'arthritisme ou de l'herpétisme avec la scrofule ? Certains individus, au lieu d'avoir les chairs molles, les lèvres épaisses, le nez épaté, les yeux bleus, les cheveux blonds, etc., de la plupart des scrofuleux, présentent au contraire un tempérament sec, ils sont maigres, pour ainsi dire tout en muscles, leur teint est bronzé, le système pileux est très abondant chez eux, leurs yeux sont d'un noir d'ébène, et cependant ils présentent des lésions dont le caractère scrofuleux ne saurait être mis en doute.

On voit donc que le *type scrofuleux*, décrit si souvent, ne présente pas toujours les mêmes caractères chez tous les sujets atteints de scrofule.

La fréquence de la scrofule héréditaire dans certains pays est expliquée le plus souvent par les unions consanguines. D'après Mitchell, cité par le Dr E. *Monin*, cette diathèse, si fréquente chez les enfants du N. E. de l'Écosse, serait due à la multiplicité des mariages consanguins dans cette région.

Le danger qui résulte de ces unions décroîtrait, d'après *Mantegazza*, dans l'ordre suivant :

1° Mariage entre les enfants des deux sœurs;
2° — — de frère et sœur;
3° — — de deux frères.

Ces trois lois, d'après le Dr E. Monin, tiendraient à ce que l'on hérite plutôt de sa mère que de son père, ensuite de ce qu'au point de vue de la transmission héréditaire des diathèses, on est toujours le fils de sa mère et non toujours de son père (1).

Si nous considérons le lymphatisme comme étant la première étape de la scrofule, nous ne voulons en aucune façon affirmer par là qu'il en est toujours ainsi et que l'on ne puisse naître scrofuleux d'emblée.

On remarquera surtout l'absence de cette période lymphatique chez les enfants nés de parents scrofuleux qui possédaient eux-mêmes des ascendants atteints de scrofule.

D'un autre côté, des parents atteints des trois autres diathèses, de la syphilis surtout, mettront au monde des enfants entachés de leur tare diathésique, mais qui pourront eux-mêmes avoir des enfants scrofuleux.

Cette transformation des diathèses, niée par les uns, admise par les autres, offre souvent des exemples frappants que le médecin d'eaux minérales mieux que personne peut suivre et étudier.

Nous appuyant sur ces transformations successives, nous ne serions pas éloigné d'admettre que ces états contre lesquels la thérapeutique est le plus souvent impuissante, que ces deux dernières expressions de

(1) Dr E. Monin, *De la consanguinité.*

la déchéance organique, la tuberculose et le cancer,
ne sont que la dernière transformation, l'*évolution
ultime* de certaines diathèses.

On pourrait objecter à cette opinion que, faute de
preuves certaines, nous ne saurions admettre du
reste complètement, la présence du bacille de *Koch*
dans la tuberculose, et la caractéristique anatomique
que le cancer imprime au tissu qu'il frappe.

A cette objection il serait permis, croyons-nous, de
répondre que rien encore ne permet d'affirmer absolument que le bacille de la tuberculose et les produits
morphologiques du cancer ne sont que la *cause* et
non l'*effet* de ces deux états pathologiques.

Caractérisée par des manifestations qui, dans leur
succession, semblent suivre l'ordre dans lequel apparaissent les lésions syphilitiques, la scrofule, d'après
Patissier, présenterait deux formes : 1° une *forme
chronique indolente ;* 2° une *forme éréthique subaiguë.*

Ce savant observateur réservait à la première les
eaux stimulantes et conseillait à la seconde les eaux
moins actives, hyposthénisantes.

Il nous semble que les indications thérapeutiques
doivent varier selon que l'on a affaire à des malades
lymphatiques chez lesquels la scrofule n'est qu'à l'é-
tat latent, ou que cette diathèse est absolument confirmée.

De là deux modes de traitement :

1° *Traitement prophylactique,* c'est-à-dire destiné à
empêcher l'éclosion du germe scrofuleux ; 2° *traitement curatif,* par lequel on agit sur la scrofule créée
de toutes pièces. Les auteurs sont loin d'être du même

avis au sujet du traitement des manifestations dé la scrofule par les eaux sulfureuses.

D'après *Bordeu* et *Bazin*, ces eaux possèdent une influence thérapeutique considérable sur les localisations de cette diathèse.

M. Durand-Fardel place, au contraire, au premier rang les eaux chlorurées sodiques, les eaux sulfureuses s'adressant, dit-il, plutôt à une série importante de manifestations scrofuleuses qu'à la diathèse elle-même.

Nous avons dit plus haut ce que nous pensons de l'action des eaux minérales sur les diathèses, nous ne saurions faire exception pour Saint-Honoré. Ces eaux n'attaquent pas la scrofule dans son essence, mais elles possèdent, lorsqu'on les administre d'une façon logique, une puissance curative incontestable sur les diverses manifestations scrofuleuses.

Nous parlerons plus loin du traitement du lymphatisme chez les enfants, traitement que nous considérons comme la prophylaxie de la scrofule héréditaire. Disons en quelques mots quels sont les avantages que fournit l'emploi des eaux de Saint-Honoré dans le traitement de la scrofule confirmée. Lorsque la scrofule se traduit par des localisations cutanées, muqueuses, articulaires ou osseuses, quand elle en est arrivée à cette seconde période de son évolution qui semble être le degré intermédiaire entre le lymphatisme et la tuberculose, les eaux de Saint-Honoré sont avantageusement employées.

Disons qu'il est d'une grande importance, au point de vue du traitement et du pronostic surtout, de savoir si les parties molles sont seules malades ou si, ce qui est bien plus grave, l'altération porte sur le tissu osseux.

Nous avons trouvé, dans la collection d'observations du Dr E. Collin, plusieurs cas de guérison de scrofule osseuse, de tumeurs blanches, par les eaux sulfureuses de Saint-Honoré.

On a dit avec raison que, dans le traitement de la scrofule, on devait tenir un grand compte du changement de climat, de la vie au grand air, etc. Nous sommes loin de refuser à ces différents modificateurs, qui sont les adjuvants précieux de toute cure hydro-minérale, les effets que l'on peut en retirer, mais suffiraient-ils seuls? ne perdent-ils pas une grande partie de leur puissance lorsque le traitement minéral s'adresse à des malades qui habitent les lieux mêmes où se trouvent les sources?

Nous connaissons des habitants de Saint-Honoré même qu'un traitement à nos eaux a guéris de leurs manifestations scrofuleuses : peut-on invoquer, comme seule cause de ces guérisons, les excellentes conditions climatologiques dans lesquelles ils se trouvaient, non seulement pendant la durée de leur traitement, mais encore depuis leur enfance?

L'existence d'une notable quantité d'arsenic dans les eaux sulfureuses de Saint-Honoré vient encore augmenter leur spécialisation dans le traitement prophylactique et curatif de la scrofule. Administrées avec prudence et discernement, elles peuvent déterminer, selon les indications fournies par les malades, ou bien une excitation favorable, ou bien une action sédative et hyposthénisante des plus précieuses.

En outre, leur action reconstituante, les modifications intimes qu'elles déterminent en agissant favorablement sur la nutrition des tissus, ont une réelle importance dans le traitement de cette maladie, que M. le *professeur Jaccoud* appelle, avec tant de raison, « *une dystrophie constitutionnelle à produits polymorphes.* »

En résumé, les eaux de Saint-Honoré ont une influence très marquée sur les manifestations scrofuleuses. Elles sont formellement indiquées non seulement dans le traitement prophylactique de cette diathèse, mais encore dans son traitement curatif, car elles en modifient heureusement les localisations sur les muqueuses, la peau et les voies respiratoires.

Les manifestations ganglionnaires superficielles ou profondes que l'on rencontre dans le lymphatisme, les diverses lésions qui caractérisent cet état, qui n'est plus du lymphatisme, mais qui n'est point encore la scrofule, disparaissent le plus souvent par l'usage des eaux de Saint-Honoré.

Les lésions articulaires, les lésions osseuses, surtout lorsqu'elles sont superficielles, sont souvent heureusement modifiées et quelquefois guéries à Saint-Honoré, surtout lorsque le traitement hydrominéral est employé dès le début de ces manifestations de la scrofule.

Herpétisme.

Tous les auteurs ne professent pas, au sujet de l'herpétisme, une opinion identique : l'herpétisme de Fontan n'est pas l'*herpétis* de Bazin, celui de *Bazin* n'est pas celui de M. le *professeur Hardy*, ni celui de M. *Lancereaux*.

« Quoi qu'il en soit, ainsi que le dit *L. Fontan*, nous devons voir dans la dartre, avec les médecins que nous venons de citer, non seulement les produits d'une altération locale, mais un ensemble de caractères qui en font une famille très naturelle en nosologie. »

Il nous est impossible, étant données les limites de ce travail, de passer en revue ou d'aborder l'étude critique des différentes opinions émises au sujet de la nature et des caractères de l'herpétisme.

Le Dr E. Collin, se basant sur les nombreuses observations qu'il a recueillies à Saint-Honoré, a émis son opinion sur cette diathèse dans un travail lu à la Société d'hydrologie dans sa séance du 20 avril 1885 (1). Nous partageons absolument sa manière de voir, car il nous a été donné de constater à plusieurs reprises durant ces dernières années les faits incontestables sur lesquels il a basé son travail.

Qu'il nous soit donc permis de dire en quelques mots ce qu'à l'exemple du Dr E. Collin nous entendons par l'expression *herpétisme*.

(1) Collin, *De l'herpétisme et de son diagnostic par la percussion et l'auscultation.*

« Maladie constitutionnelle, héréditaire, ayant son existence indépendante, mais souvent liée à une autre diathèse, l'arthritisme surtout, caractérisée par *un état variqueux plus ou moins généralisé*, se manifestant très souvent par des affections cutanées non contagieuses et ne laissant jamais de cicatrices après la guérison, pouvant rester latente *quant à ses manifestations cutanées* ou causer des affections multiples muqueuses viscérales ou névrosiques. » Telle est la définition de l'herpétisme donnée par ce médecin.

De tous les caractères que l'inspecteur de Saint-Honoré donne à cette diathèse, la plupart sont aujourd'hui complètement admis.

La caractéristique variqueuse que le Dr E. Collin regarde comme particulière à l'herpétisme, avait attiré l'attention de plusieurs auteurs.

« La perturbation de la nutrition des tissus du système veineux qui produit les varices, dit *Gigot-Suard*, a elle-même souvent pour cause un trouble général des fonctions de nutrition amenant la surcharge du sang par les principes excrémentitiels, l'herpétisme en un mot. »

« Les veines, dit M. *Lancereaux*, sont des organes qui s'altèrent d'une façon presque constante à un certain âge de la vie de l'herpétique. »

Rien ne prouve que l'herpétisme puisse être acquis, l'hérédité de cette diathèse est au contraire indiscutable. Son mode de transmission héréditaire est, croyons-nous avec Bazin, le même qui préside le plus souvent à la transmission de la scrofule et de l'arthritisme. L'herpétisme se transmet d'un sexe à un sexe contraire, le père donne à sa fille, la mère donne à son fils la tare héréditaire dont ils sont atteints; il y a hérédité croisée.

Pour M. *Pidoux*, l'herpétisme serait pour ainsi dire l'intermédiaire entre la scrofule, l'arthritisme, diathèses initiales, et la tuberculose et le cancer, diathèses ultimes (*Candellé*), tandis que pour certains médecins le cancer pourrait être considéré comme la dernière phase, l'évolution ultime de l'herpétisme.

« Nous sommes loin de nier l'existence de cette terrible maladie en dehors de l'herpétisme, dit M. le professeur *Hardy*, mais, tout en faisant la part des lésions cancéreuses qui n'ont rien à voir avec le vice dartreux, nous croyons, et ceci est le résultat de l'observation, que le cancer est assez souvent lié à la dartre, dépend de cette diathèse, n'en est qu'une manifestation ultime, et que par suite les dartreux sont éminemment sujets à cette affection..... notre pratique personnelle est riche en observations de ce genre. »

Une curieuse observation de Fontan établit en outre la balance qui survient parfois entre l'eczéma et le cancer (1).

Cela admis, quels sont les caractères particuliers pathognomoniques de l'individu herpétique? quelle différence existe-t-il entre les manifestations de l'herpétisme et de l'arthritisme? quels sont, enfin, les moyens diagnostiques de l'herpétisme à l'état latent?

Nous allons, en nous appuyant sur le travail du

(1) L. Fontan, *loc. cit.*

Dr E. Collin, répondre à ces trois questions, qui nous semblent avoir en clinique une importance indiscutable.

I. *Type herpétique.* — « L'herpétique, dit l'inspecteur de Saint-Honoré, est en général maigre, d'un tempérament habituellement nerveux, d'une constitution plutôt faible que forte. Il est sujet à des migraines qui reviennent à des époques plus ou moins éloignées.

« Chez lui, et cela dès son enfance, les fonctions de la peau s'accomplissent mal, et l'enveloppe cutanée est habituellement sèche et rude (1). On a dit que l'herpétique était sujet à une calvitie précoce. Je crois que l'on a confondu, dans ce cas, l'arthritique avec l'herpétique, chez lequel il n'est pas rare, au contraire, de rencontrer une chevelure abondante, malgré le pityriasis que présente souvent son cuir chevelu.

« Le facies de l'herpétique est, selon moi, caractéristique; je ne connais pas d'auteurs qui l'aient signalé. Sur une peau souvent pâle, il existe sur les deux pommettes une vascularisation assez semblable à celle que l'on remarque au début sur le nez des buveurs, vascularisation qui se limite souvent brusquement et qui est d'autant plus apparente que les autres parties du visage sont plus pâles. Les sourcils semblent implantés sur une ligne d'un rouge plus ou

(1) Il suffit d'avoir serré la main de certains herpétiques pour conserver de ce contact une sensation des plus singulières, mais se rapprochant un peu de celle qu'offre le contact de la main d'un syphilitique ayant de l'ichthyose. (*H. Collin.*)

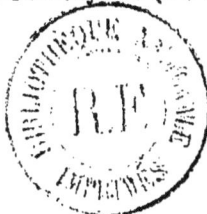

moins foncé ; il existe assez souvent un peu de blépharite ciliaire. »

II. *Diagnostic entre l'herpétique et l'arthritique.* — Bien des auteurs considèrent l'arthritisme et l'herpétisme comme une seule et même diathèse. Nous ne croyons pas qu'il en soit ainsi. Les manifestations de ces deux diathèses présentent entre elles une dissemblance frappante. Leur diagnostic différentiel a été fait d'une manière très complète dans le travail auquel nous avons emprunté toutes les citations que nous venons de faire (1).

Nous regrettons vivement de ne pouvoir, étant données les limites de notre travail, citer toutes les raisons d'après lesquelles le Dr Collin établit une différence absolue entre ces deux diathèses.

Il nous a été souvent donné, vu la fréquence des individus entachés de ces deux états diathésiques, de pouvoir observer les caractères bien tranchés appartenant à chacun d'eux. S'il nous était permis d'exposer quel est l'*état psychologique* habituel de l'arthritique et de l'herpétique, nous le caractériserions ainsi :

L'arthritique s'emporte facilement, entre dans des colères violentes, mais de peu de durée. Sa colère, une fois passée, il regrette, s'efforce de faire oublier ces emportements, qu'il ne sait, qu'il ne peut maîtriser. La vengeance est pour lui difficile, il oublie vite.

L'herpétique, au contraire, semble vivre dans un état d'*éréthisme cérébral* perpétuel.

La cause la plus futile provoque chez lui de ces co-

(1) Dr E. Collin, *loc. cit.*

lères sourdes d'autant plus terribles et plus persistantes que son esprit inquiet, soupçonneux, loin de
leur donner un libre essor, ne fait que les nourrir en
exagérant leur cause, quand il ne les crée pas de
toutes pièces.

Il faut être armé d'une patience surhumaine pour
pouvoir vivre avec certains herpétiques, car, pour
bon nombre de ces diathésiques, les prévenances
sont des moqueries et les concessions des insultes.

Louis XI dut être un dartreux, Rabelais un arthritique.

III. *Diagnostic de l'herpétisme à l'état latent.* —
L'herpétisme peut exister à l'état latent quant à ses
manifestations cutanées; en d'autres termes, il peut
y avoir des dartreux sans dartres, comme il est des
arthritiques sans lésions articulaires.

L'herpétisme à l'état latent est admis par M. *le professeur Hardy.* « Souvent, dit-il, la diathèse dartreuse
est complètement latente, mais dans un grand nombre
de cas, pour un observateur attentif, même en l'absence de toute éruption, elle se traduit par des accidents spéciaux qui n'ont pas encore suffisamment
attiré l'attention. »

Il est inutile d'insister, croyons-nous, sur l'importance clinique d'un moyen de diagnostiquer l'existence de l'herpétisme larvé, d'un signe à peu près
certain qui permettrait de reconnaître à coup sûr
l'herpétisme à l'état latent.

« Ce signe, dit le Dr Collin, je crois l'avoir trouvé,
et je vais tâcher de le décrire en m'appuyant sur un
nombre d'observations ainsi réparties :

« Sur 332 malades observés :

« 257 présentaient le signe dont je vais parler ;
« 27 ne le présentaient pas ;
« 48 étaient à la fois arthritiques et herpétiques.

« Si l'on percute la poitrine d'un herpétique, on trouve, dans l'immense majorité des cas, une *submatité* difficile à constater si l'on n'est pas prévenu· Cette submatité se rencontre *en arrière* et *presque toujours à droite*, et a son centre habituellement à la partie moyenne et inférieure de l'omoplate.

« L'auscultation dans cette région permet de constater une *diminution*, quelquefois très légère, du *murmure vésiculaire*. L'oreille perçoit très bien le bruit d'expansion pulmonaire, mais moins qu'à gauche. Il semble qu'*un léger voile* vient s'interposer entre l'oreille et le poumon ; quelquefois, cette diminution du bruit respiratoire est accompagnée de râles sibilants ou sous-crépitants. C'est qu'il y a complication de bronchite ou de congestion plus sérieuse, et le traitement venant exercer son influence sur les manifestations diathésiques, on peut voir disparaître ces râles, alors que le signe dont je viens de parler subsiste toujours. Je dois dire cependant que, dans certains cas, je l'ai vu disparaître complètement, mais je ne pourrais pas ajouter d'*une manière définitive*, car, s'il est beaucoup de malades que je n'ai pas revus, ceux qui sont revenus à Saint-Honoré présentaient, en général, ce même signe, constaté lors de mon premier examen.

« A quelle cause attribuer cette légère submatité

et cette diminution du bruit respiratoire à laquelle je donne le nom de *diminution en nappe?*

« Pourquoi ce signe se rencontre-t-il presque constamment du côté droit et dans la même région?

« J'avoue qu'il m'est bien difficile de répondre à ces deux questions, et je ne pourrais formuler à ce sujet que des hypothèses. »

Après avoir cité l'opinion de : *Alibert, Bordeu, Laënnec, Gigot-Suard, Lancereaux,* le Dr Collin ajoute :

« Les citations que je viens de faire me permettent de tirer cette conclusion, c'est que dans la diathèse herpétique le poumon est très souvent atteint, qu'il existe un état variqueux des veines et des capillaires qui donne souvent naissance à une congestion pulmonaire chronique et souvent du côté droit.

« Serait-ce donc à une congestion légère du poumon droit, provoquée par *une dilatation veineuse ou une ectasie capillaire* que je devrais attribuer le signe diagnostique que j'ai décrit? Pourquoi la submatité et la diminution du bruit respiratoire, pourquoi la congestion, en un mot, a-t-elle lieu, dans l'immense majorité des cas, à la partie postérieure du poumon droit? Il m'est impossible d'y répondre. »

Tels sont, d'après le Dr E. Collin, les signes de l'herpétisme et la plupart des caractères qui permettent non seulement de rapporter à cette diathèse certaines manifestations qui en dépendent, mais encore de la diagnostiquer à son état latent.

Ajoutons que ce médecin n'a, en aucune façon, la prétention d'avoir décrit tous les caractères propres à tous les herpétiques.

6.

Une pareille description ne serait-elle pas, du reste, absolument impossible? On en est réduit, lorsque l'on étudie une diathèse, à ne tracer que de grandes lignes : c'est ce qu'il a fait.

Observant bien plus les malades que la maladie, les diathésiques que la diathèse, il a remarqué des caractères propres à la généralité des herpétiques, les a groupés, et c'est ainsi qu'il est arrivé à émettre les opinions que nous venons de citer.

· L'herpétisme existant seul ou coïncidant avec l'arthritisme et surtout la scrofule rentre dans le cadre de la spécialisation de Saint-Honoré; ses manifestations diverses sont heureusement modifiées par ces eaux.

Est-ce à dire que l'on pourra traiter à Saint-Honoré toutes les affections se rattachant à cette maladie générale dont elles ne sont que le retentissement sur les viscères ou sur l'enveloppe cutanée? Nous ne le croyons pas.

L'opportunité de ce traitement dépendra bien plus du malade que de sa diathèse.

Suivant les caractères de son affection, suivant le malade lui-même, il faudra recourir, soit à la médication excitante, soit, au contraire, employer les propriétés sédatives de nos eaux, qui ont le grand avantage, pour celui qui sait les employer, de pouvoir produire l'un ou l'autre de ces deux effets physiologiques.

· En d'autres termes, suivant les indications fournies par le malade, suivant le caractère, le siège de la manifestation diathésique, il faudra s'adresser, soit au soufre, soit à l'arsenic.

Le soufre, par l'excitation qu'il pourra produire, agira comme substitutif sur les localisations cutanées ou muqueuses, comme dérivatif sur les affections viscérales.

L'arsenic diminuera la violence et l'acuité des symptômes inflammatoires des dermatoses, dont il transformera les éléments embryoplastiques, et agira d'une façon incontestable contre le prurit violent que la plupart déterminent.

Tout en tenant compte de l'âge, de la constitution, des habitudes de chaque malade, on administrera, dans les cas de manifestations herpétiques, les eaux de Saint-Honoré en bains, inhalations, pulvérisations, gargarismes et douches locales ou générales.

Les affections herpétiques sont longues à guérir : il faut se défier d'une guérison trop prompte, car souvent l'herpétisme ne quitte un organe que pour se localiser sur un autre.

Deux, quelquefois trois saisons, sont nécessaires pour arriver à faire disparaître ces différentes manifestations ; ajoutons que, dans l'intervalle des saisons, l'eau de Saint-Honoré, bue loin des sources, a donné entre les mains de beaucoup de médecins d'excellents résultats dans le traitement des manifestations pulmonaires de l'herpétisme.

Syphilis.

Grâce aux composés sulfureux qu'elles contiennent, les eaux de Saint-Honoré, comme la plupart des eaux sulfureuses, agissent sur la syphilis de trois façons :

1° En dévoilant cette diathèse quand elle est à l'état latent ;

2° En aidant au traitement spécifique ;

3° En modifiant heureusement la cachexie mercurielle.

La propriété qu'ont les eaux sulfureuses de servir de « *pierre de touche* » à la syphilis a été plus ou moins complètement acceptée par tous les auteurs. MM. Pégot et Lambron sont d'avis que, quelque reculée que soit la date de l'infection, du moment où la syphilis n'est pas guérie, elle reparaît toujours sous l'influence du traitement sulfureux.

Il peut arriver, en outre, que la syphilis coïncide avec l'herpétisme ; la superposition de ces deux diathèses, assez fréquente, du reste, a été longuement étudiée par M. Revillet dans sa thèse inaugurale (1).

Lorsque pareil *accouplement* diathésique se présente, les eaux sulfureuses offrent, parfois, un précieux moyen de diagnostic. « Les effets du traitement thermal, dit *Pégot*, cité par Fontan (2), permettent alors de distinguer ce qui appartient à l'une et appartient à l'autre, car une fois une première période d'excitation traversée, la manifestation herpétique ne tarde pas, en général, à subir à un certain degré l'action curative du traitement, tandis que la dermatose spécifique demeure au même point ou ne fait que s'exaspérer. »

« D'ailleurs, ajoute Fontan, comme l'a fait judi-

---

(1) Revillet, *Syphilis chez les dartreux*. Lyon.
(2) L. Fontan, *loc. cit.*

cieusement remarquer M. *L. Blanc* (1), quand les sulfureux font apparaître les manifestations syphilitiques, celles-ci prennent une coloration rouge plus foncée, sans jamais amener des démangèaisons, comme cela arrive souvent pour les manifestations arthritiques, et plus souvent encore pour les éruptions herpétiques. »

Ce pouvoir de « *dévoiler l'inconnu* » peut être expliqué par l'action excitante du soufre, mais on ne saurait conclure à une loi absolue.

Telle est, du reste, l'opinion d'un maître en syphiliographie, M. le Dr Ricord : « Les eaux sulfureuses, dit-il, ont été données comme pierre de touche en l'absence de manifestations syphilitiques : la question est grave. Il est évident que les eaux minérales peuvent mettre en mouvement les manifestations d'une diathèse latente, mais il n'y a rien d'absolu dans cette action, et on ne saurait accepter aucune conclusion définitive à ce sujet (2). »

Nous ne saurions trop nous ranger, pour ce qui regarde les eaux de Saint-Honoré, à l'opinion de MM. Ricord et Jullien. Cet appel aux manifestations d'une syphilis larvée peut être parfois le résultat de l'usage de ces eaux, mais nous sommes loin d'affirmer qu'il en est toujours ainsi.

Sans vouloir chercher à expliquer, ce qui nous en-

---

(1) L. Blanc, *Action du soufre et des sulfureux dans la syphilis*. Th. Paris, 1867.

(2) Telle est également l'opinion de notre savant ami le Dr L. Jullien qui, avec sa bienveillance habituelle, a bien voulu nous exposer ses idées à ce sujet.

traînerait trop loin, l'apparition de gommes, exostoses ou manifestations viscérales tertiaires dans le cours d'un traitement sulfureux, nous croyons, cependant, pouvoir émettre l'opinion suivante au sujet du réveil des manifestations cutanées spécifiques que produit parfois l'usage des eaux sulfureuses.

De même que la *poussée* n'apparaît pas chez tous les individus soumis à la médication sulfureuse, de même l'action excitante du soufre ne produit le réveil d'une syphilis latente que chez certains individus prédisposés par leur état diathésique.

On ne saurait affirmer que la vérole produise des accidents identiques chez tous les sujets qu'elle frappe.

Certes la succession des accidents est toujours la même; chez tous les syphilitiques, ces accidents suivent un cycle régulier, vont de la périphérie au centre et cela d'une façon invariable.

Cependant, tous les syphilitiques ont-ils à subir, les unes après les autres, toutes les manifestations diverses des trois périodes; la gravité, les caractères de ces manifestations sont-ils toujours identiques? Assurément non.

Il en est de la syphilis comme de la tuberculose, elle est une dans son essence, multiple dans ses manifestations.

L'état général et la diathèse du sujet contaminé impriment aux manifestations syphilitiques un cachet particulier.

Les accidents syphilitiques surviennent, en effet, après une période d'incubation plus ou moins longue,

possèdent des localisations diverses, un degré d'a-
cuité, une résistance aux spécifiques variables selon
qu'ils évoluent chez un arthritique, un herpétique ou
un scrofuleux.

La scrofule n'est-elle pas en effet un terrain des
plus propices à l'éclosion des accidents phagédéni-
ques? Il n'est pas, enfin, jusqu'à l'herpétisme qui ne
favorise l'apparition des manifestations cutanées de
cette maladie,

Ces considérations nous portent à croire que les individus chez lesquels la syphilis est venue s'implanter
sur une diathèse herpétique préexistante, sont plus
que les autres prédisposés à voir réapparaître des
manifestations cutanées spécifiques pendant le cours
de la médication sulfureuse.

Disons, en outre, que l'action révélatrice des eaux
sulfureuses possède une grande importance au point
de vue de la responsabilité médicale.

Bien des jeunes gens viennent nous demander notre
avis au sujet de cette action révélatrice. « Il y a plusieurs années, nous disent-ils, j'ai contracté une syphilis que j'ai soignée assez sérieusement. Depuis
bientôt trois ans, je n'ai vu apparaître aucun accident. Sur les conseils de mon médecin, je viens faire
une saison à vos eaux afin de me soumettre à un
traitement d'épreuve. Si d'ici à plusieurs mois aucun
accident ne se produit, pourrai-je me marier ? »

C'est agir, croyons-nous, avec une sage prudence
que de suivre, dans ce cas, les conseils que donne
notre excellent maître le Dr Diday : « Ne refusons
jamais le secours de cette épreuve; mais gardons-

nous de la tenir pour rassurante quand, — ce qui est le plus ordinaire, — elle n'a rien révélé, quand la douche n'a provoqué le retour d'aucune éruption spécifique (1). »

Les eaux de Saint-Honoré sont indiquées chez ces malades qui ne peuvent prendre une seule dose de mercure, quelque minime qu'elle soit, sans voir apparaître aussitôt une salivation abondante.

Elles favorisent, en outre, l'assimilation des spécifiques, en agissant sur les voies digestives; elles donnent du ton à l'organisme, et dans les cas où la cachexie mercurielle a produit un trouble profond de l'économie, elles ne peuvent que donner de précieux résultats.

Le traitement par les eaux de Saint-Honoré, joint au traitement spécifique, est très efficace chez certains syphilitiques, surtout lorsqu'ils sont entachés de scrofule. Parmi toutes les observations que nous possédons à ce sujet, nous choisissons celle qui va suivre et que nous avons recueillie nous-même, jour par jour.

OBSERVATION I (personnelle).

Syphilose pharyngo-nasale. — Guérison.

M. X..., de Paris, 15 ans, tempérament lymphatique exagéré. Père rhumatisant, très vigoureux. A l'âge de 4-5 mois croûtes impétigineuses aux fesses et à la tête pendant 2-3 mois. Varicelle à 4 ans. Fluxion de poitrine à 5 ans. Maux de gorge très fréquents. Il y a 5 ans, fièvre typhoïde, perte presque absolue de la vue pendant 3 semaines.

(1) Diday, *le Péril vénérien*, p. 257.

Les maux de gorge augmentent de fréquence après la fièvre typhoïde. Ils sont caractérisés par des gonflements des amygdales que revêt un enduit pultacé, et disparaissent au bout de 3 à 5 jours à la suite de purgatifs, de badigeonnage au jus de citron.

En décembre 1884, apparition de quelques boutons sur le nez, rougeur, tuméfaction de cet organe, ulcérations aux orifices antérieurs des fosses nasales. Sécrétion nasale très abondante, issue de pus, quelques épistaxis. En janvier 1885, mal de gorge. Le 18 avril, fièvre, céphalalgie, nausées, déglutition difficile. M. X... se met au lit. Muqueuse du pharynx rouge, tuméfiée, apparition de fausses membranes très adhérentes qui, enlevées, laissent voir des ulcérations tendant, chaque jour, à s'étendre davantage. Granulations rougeâtres dans l'arrière-gorge. Le 21, nasonnement subit, issue des liquides par le nez, sécrétion nasale très abondante. Pas de sang.

Douleurs très vives, déchirantes, la nuit surtout. « Je craignais l'arrivée de la nuit », nous dit le jeune malade. Impossibilité complète de respirer par le nez.

Injections nasales émollientes. Badig. au jus de citron, au perchlorure de fer pur. Gargarismes avec goudron et eau de Labassère. Huile de foie de morue.

L'état du jeune malade ne faisant qu'empirer, son médecin l'adresse à Saint-Honoré à notre père, le Dr E. Collin. Arrivé le 12 juillet. Etat général très mauvais, maigreur considérable. Teint couleur de cire. Percussion, auscultation, absolument rien. Toute l'arrière-gorge est recouverte de pus mélangé de salive spumeuse. Au-dessous, vastes ultérations, à bords déchiquetés d'un rouge violacé, ayant envahi presque toute l'arrière-gorge. La luette et les bords du voile sont presque entièrement détruits.

Mouvements de déglutition très difficiles, les liquides même passent difficilement.

7

Légère dépression au niveau de la base des os propres du nez, pas de douleur ni de tuméfaction.

Abolition complète de l'olfaction.

Nasonnement considérable.

Odeur fétide de l'haleine.

Traitement. — Bains de la Crevasse. Gargarismes, eau de la Crevasse en boisson, Iodure de potassium.

Le 16. Même état, aspect ladarcé des ulcérations. Le jeune malade se plaint de cuissons intolérables à la gorge. On abandonne l'iodure de potassium qu'il ne peut tolérer.

Depuis le début du traitement, la marche de la lésion, les symptômes inflammatoires semblent augmenter.

Le 20. Frappé de cette exacerbation si souvent constatée par lui chez les syphilitiques, faisant un traitement par les eaux de Saint-Honoré sans l'accompagner par le traitement spécifique, le Dr E. Collin nous pria, ainsi que notre savant ami, le Dr Ameuilles (de Paris), de venir examiner le jeune malade.

Nous croyons à la nature spécifique de cette affection et instituons un traitement approprié, tout en continuant le traitement thermal :

Sirop de Gibert, 2 c. à h. par jour ;

Bains de Crevasse ;

Eau en boisson (Crevasse).

Le 25. Les ulcérations se détergent, disparition de la rougeur de leurs bords. Enduit purulent moins épais. Déglutition plus facile. Le malade supporte très bien le sirop de Gibert.

Le 26. Quelques boutons d'acné sur le front. Sclérotique gauche un peu injectée, douloureuse. Pupilles très dilatées et troubles de la vision.

Le 28. La cicatrisation des ulcérations se fait rapidement, leurs bords pâlissent. Sécrétion purulente moins abondante. Presque plus de gêne dans la déglutition. Notre malade est tout heureux de pouvoir avaler quelques aliments solides.

Le nasonnement, qui n'avait pas diminué depuis son apparition, est moins considérable. Les liquides passent toujours par le nez.

Le 3 août. Le mieux s'accentue de plus en plus. Cicatrisation presque complète, sauf une ou deux petites ulcérations en voie de cicatrisation. Le sens de l'odorat revient. — Même traitement, douches nasales avec l'eau de Crevasse.

Le 5. L'état général devient de jour en jour meilleur. Le malade mange très bien.

Le 8. Départ de Saint-Honoré. Le malade est absolument guéri. Les liquides passant toujours par le nez, le nasonnement étant en outre assez intense, nous lui conseillons l'usage d'un voile du palais artificiel.

Cette observation, ainsi que la plupart de celles que nous possédons au sujet de l'action des eaux de Saint-Honoré dans la syphilis, montre clairement :

1º Que, dans les cas de lésions syphilitiques des muqueuses, le traitement par les eaux de Saint-Honoré non associées aux spécifiques détermine une exacerbation de ces lésions, exacerbation constante, véritable pierre de touche pour le médecin ;

2º Que, chez les syphilitiques affaiblis par le fait même de leur maladie, le traitement sulfureux associé aux spécifiques donne pour ainsi dire un coup de fouet à l'organisme (augmentation de l'appétit, digestions plus faciles, circulation plus active);

3º Que, si elles n'ont pas une action directe sur la syphilis elle-même, elles ont une large part dans la

guérison de cette maladie en permettant à un organisme affaibli d'absorber facilement le mercure et
l'iodure de potassium.

§ 2. *Affections spéciales traitées à Saint-Honoré.*

Nous avons vu, dans le chapitre précédent, quelle
était l'action des eaux de Saint-Honoré sur les manifestations diathésiques; nous allons passer successivement en revue quelques-unes de ces manifestations.

Disons d'abord quelle est la spécialisation thérapeutique de ces eaux.

C'est en nous appuyant, d'une part, sur les observations des divers médecins qui se sont occupés de
cette station thermale, de l'autre, sur l'analyse chimique de ces eaux, que nous croyons pouvoir avan-
cer, sans crainte d'objection, *qu'elles sont surtout
spéciales au traitement des malades atteints de manifestations scrofuleuses et herpétiques.* Nous devons ajouter,
en outre, que, si leur emploi était irréfléchi, ces
eaux pourraient être dangereuses chez certains herpétiques et strumeux, de même que chez certains
individus arthritiques ou syphilitiques, lorsqu'elles
sont administrées avec prudence, elles peuvent
donner d'excellents résultats.

Les manifestations de l'herpétisme et la scrofule
rencontrent-elles, dans les éléments minéralisateurs
de ces eaux, chacune leur élément thérapeutique spé-
cial, le soufre agit-il sur la scrofule, l'arsenic sur
l'herpétisme, ou bien ces deux corps en dissolution

dans l'eau de Saint-Honoré, et dont l'action est puissamment aidée par la température et les autres principes constitutifs de cette eau, agissent-ils tous les deux, d'une manière indivise, sur les manifestations de chacune de ces diathèses?

Nous croyons pouvoir répondre d'une manière affirmative à ces deux questions.

Ces eaux possèdent, en effet, lorsqu'on sait s'en servir, deux actions toutes différentes : on peut en obtenir ou bien une action excitante, ou bien une action sédative, suivant le mode d'emploi des moyens hydriatiques auxquels on a recours, suivant que l'on s'adresse plutôt au soufre qu'à l'arsenic et *vice versa*.

On pourra donc avoir recours soit au soufre, pour combattre les manifestations scrofuleuses, soit à l'arsenic, pour agir contre les localisations herpétiques.

Ce serait cependant aller un peu trop loin, croyons-nous, que de poser en fait que *toujours* les affections scrofuleuses doivent être traitées par le soufre et les manifestations herpétiques par l'arsenic.

Le cachet particulier, la caractéristique bien définie que chaque diathèse imprime à l'individu qui en est atteint, les modifications nouvelles que vient imprimer à un organisme déjà diathésique une nouvelle diathèse acquise, scrofule ou syphilis, devra surtout guider le médecin dans l'emploi qu'il devra faire de l'une ou de l'autre de ces deux actions si opposées, que l'on peut obtenir de nos eaux.

D'autre part, il n'est pas absolument démontré

que chez des individus herpétiques, scrofuleux ou arthritiques, l'action simultanée du soufre et de l'arsenic ne puisse donner de bons résultats. Nous avons vu que, loin de se nuire l'un à l'autre, ces deux éléments minéralisateurs des eaux de Saint-Honoré ne faisaient au contraire que s'entr'aider ; aussi, en employant ces eaux d'une façon raisonnée et prudente, pourra-t-on faire bénéficier les malades de l'action propre à chacun d'eux.

Les eaux de *Saint-Honoré* sont donc spéciales au traitement des *manifestations muqueuses, pulmonaires et cutanées de la scrofule et de l'herpétisme ;* certaines localisations *pulmonaires* de l'*arthritisme* peuvent être, en outre, heureusement modifiées par elles.

Ces eaux peuvent agir très efficacement chez les enfants lymphatiques ou issus de parents entachés d'herpétisme, en permettant d'instituer contre l'éclosion de ces deux états morbides un traitement prophylactique des plus sérieux.

Tels sont les *grands traits* de la spécialisation des eaux de Saint-Honoré, et tel sera l'ordre dans lequel nous étudierons l'action de ces eaux sur les diverses manifestations diathésiques. A l'appui des heureux effets du traitement de chacune d'elles par les eaux de Saint-Honoré, nous citerons, en indiquant leur origine, plusieurs observations que les limites de ce travail nous forceront à résumer.

I. Affections des voies respiratoires.

L'action des eaux de Saint-Honoré dans le traitement des affections des voies respiratoires réside
dans les effets produits : d'une part, sur l'organisme
tout entier (*bains, inhalations, boissons, douches*); de
l'autre, sur les muqueuses du larynx, du pharynx
(*gargarismes, pulvérisation*) et sur la muqueuse pulmonaire (*inhalation*).

En étudiant les effets physiologiques de l'inhalation telle qu'on la pratique à Saint-Honoré, nous
avons montré l'action de l'hydrogène sulfuré sur les
voies aériennes; nous y reviendrons en parlant de
chaque affection pulmonaire en particulier.

Angines et laryngites chroniques.

Fidèle à la ligne de conduite que nous avons tenue
dans l'étude des propriétés thérapeutiques des eaux
de Saint-Honoré, ne voulant en aucune façon nous
écarter d'une voie que nous suivrons toujours dans
la pratique, parce que seule elle nous semble véritablement clinique, nous allons étudier plutôt le *malade* que l'*affection*, bien moins les angines et laryngites chroniques que les localisations des diverses
diathèses sur la gorge et le larynx.

Si l'on consulte la plupart des auteurs qui se sont
occupés des affections du larynx, on est surpris de
constater que plusieurs ont omis l'étude de la laryngite chronique, et que d'autres l'ont confondue avec
la phtisie laryngée. Il faut cependant admettre l'exis-

tence d'une laryngite chronique comme l'on admet celle de la bronchite chronique, et l'on pourrait dire que la laryngite tuberculeuse commence souvent par une laryngite chronique.

Si l'on peut observer des laryngites chroniques débarrassées de toute espèce de symptômes diathésiques, il n'en est pas moins vrai que les arthritiques comme les syphilitiques, les herpétiques comme les scrofuleux et les tuberculeux peuvent présenter des lésions chroniques du larynx ou du pharynx, dont les caractères sont le plus souvent assez tranchés pour pouvoir permettre de les différencier au point de vue diathésique (1).

Dans ces diverses affections du larynx, les eaux de Saint-Honoré, employées en bains, boisson, gargarisme, inhalation et pulvérisation (ces différents modes de traitement étant adaptés aux *indications fournies par chaque malade*), ont rendu de grands services.

Dans certaines aphonies qui tiennent à une paralysie des cordes vocales, on arrive à de très bons résultats en joignant l'application de l'électricité à la médication sulfuro-arsenicale.

Laryngite chronique, catarrhe simple.

Les individus atteints de cette affection ont le plus

---

(1) « En présence d'une angine qui occupe la luette, le voile du palais, le pharynx, et donc l'aspect est framboisé, granuleux mûriforme, il faut songer à la scrofule. » E. Quinquaud, *De la scrofule dans ses rapports avec la phtisie pulmonaire*. Thèse d'agrég., 1883.

souvent une santé générale assez bonne, mais les exigences de leur position les entraîne à abuser de cet organe (*avocats, professeurs, artistes*).

Ils présentent de l'enrouement à un degré variable. Au laryngoscope, on ne trouve pas d'altérations plus ou moins profondes, mais une simple rougeur de la muqueuse du larynx et des cordes vocales.

Le repos de l'organe fatigué, ainsi que l'éloignement de toutes les causes d'excitation locale, accompagnés de douches révulsives sur les extrémités inférieures et quelquefois de douches générales, donnent chez ces malades de très bons résultats.

Le plus souvent, à moins que la constitution du sujet ou son état général ne les contre-indiquent, les séances d'inhalation, suivies de douches de pieds, sont indiquées chez ces malades, ainsi que la pulvérisation.

OBSERVATION II.

Laryngite chronique datant de deux ans. Grande amélioration (Dʳ E. Collin).

M. X..., avocat, 43 ans, belle constitution, tempérament nerveux, n'a jamais été malade, si ce n'est que, depuis cinq ou six ans, il a eu de fréquents coryzas.

Il y a deux ans, à la suite d'un exercice fatigant et prolongé de la voix, il fut pris d'aphonie presque complète.

Depuis lors, il ne peut plus parler sans être bientôt enroué.

Différents traitements ont été employés : le chlorate de potasse, des insufflations d'alun, sont restés sans résultat. Il en a été de même de la médication hydrothérapique.

M. X... arrive à Saint-Honoré le 7 juin 1868.

7.

Etat. — Enrouement facile, toux légère, inappétence.
Rien à la percussion ni à l'auscultation.

A l'examen laryngoscopique, on remarque que les
cordes vocales, sans être très rouges, ont perdu cependant cette blancheur nacrée qui est leur coloration normale.

Inhalations, douches révulsives, boisson.

Le 7 juillet, M. X... quitte l'établissement, très content
du résultat. La voix est claire, se fatigue moins vite; les
cordes vocales sont très blanches, la sécheresse de la
gorge a disparu.

Voilà bien une laryngite chronique simple, débar-
rassée de toute diathèse, au moins en apparence (car
les coryzas répétés dont se plaignait M. X... sont très
fréquents chez les arthritiques), et qui n'a pour cause
appréciable que la fatigue provenant d'un exercice
immodéré de la parole.

Angines et laryngites chez les herpétiques.

Nous ne saurions trop insister sur l'importance
du signe dont nous avons parlé plus haut, et qui
pourra permettre de diagnostiquer la nature herpétique de certaines angines ou laryngites chroniques
mal définies.

Dans la majorité des cas, les malades atteints de
cette affection ont présenté déjà des manifestations
cutanées. Il n'en est pas toujours ainsi, et les manifestations diathésiques des premières voies respiratoires peuvent très bien être le début du cycle symp-
tomatique qui va suivre la diathèse herpétique
jusque-là à l'état latent.

Chez la plupart de ces malades la peau fonctionne mal, la sécrétion cutanée est peu abondante, la peau est sèche, les moindres écarts de régime sont la cause d'une éruption cutanée prurigineuse.

Il peut y avoir de la pharyngo-laryngite et dans ce cas le voile du palais est souvent rouge et présente quelques granulations.

Les granulations des muqueuses, au lieu d'être implantées comme dans la laryngite des arthritiques sur une muqueuse boursouflée, sont environnées d'un réseau variqueux plus ou moins prononcé. (E. Collin.)

Au laryngoscope on trouve de la rougeur aux cordes vocales inférieures des deux côtés à la fois.

Chez ces malades l'inhalation, la pulvérisation, l'eau en boisson et quelquefois de grands bains ou des douches de vapeur donnent de bons résultats.

Une éruption survenant à la peau pendant le traitement doit être considérée comme l'indice d'une amélioration prochaine.

OBSERVATION III.

Laryngite chronique chez un herpétique. — Guérison.
(Dr E. Collin.)

Madame D..., 63 ans, belle constitution, a présenté à diverses reprises des éruptions eczémateuses. Il y a quelques années, elle fut prise de toux et d'enrouement, pour lesquels Trousseau fut consulté et prescrivit des cigarettes arsenicales.

Madame D... arrive à Saint-Honoré le 15 juin 1867.

Etat. — Rien à la peau, sécheresse de la gorge, enrouement considérable, légère douleur au larynx, rougeur des piliers du voile du palais et de la muqueuse pharyngienne, sur laquelle on remarque quelques légères granulations.

Rougeur intense de la muqueuse du larynx et des cordes vocales inférieures.

Inhalations bi-quotidiennes, bains à 35°, douches révulsives, eau en boisson.

6 juillet, départ de madame D... La toux et l'enrouement ont disparu ; les cordes vocales sont d'un blanc nacré ; il y a, depuis quelques jours, *des plaques rouges aux jambes avec du prurit.*

On ne peut nier la nature herpétique de cette affection constatée du reste par Trousseau qui avait cherché à la combattre par des préparations arsenicales. On voit du reste disparaître la laryngite en même temps que la diathèse herpétique se manifeste sur les extrémités inférieures.

Cette malade a-t-elle été guérie à tout jamais? Nous l'ignorons et n'osons l'espérer, car il est impossible en une saison de se débarrasser irrévocablement des manifestations herpétiques quelles qu'elles soient.

Laryngite chronique chez les arthritiques.

En général les individus qui sont atteints de cette affection présentent, outre les caractères qui leur sont propres, les symptômes généraux caractéristiques de l'arthritisme.

Souvent ils ont eu du rhumatisme articulaire ou musculaire, leur profession les prédispose aux refroidissements, quelques-uns vivent dans de mauvaises

conditions hygiéniques (appartements humides),
presque tous ont des ascendants arthritiques.

Ce sont ordinairement des gens forts, vigoureux,
dont la peau fonctionne beaucoup, surtout celle du
crâne (1) ; ils ont des tendances à l'obésité, aux congestions viscérales, aux bourdonnements d'oreille.
On remarquera chez beaucoup d'entre eux un certain
retrait de gencives, sorte de *gingivite expulsive* qui
laisse à nu les racines des dents dont la chute a lieu
sans douleur. (E. Collin.)

La laryngite chronique des arthritiques survient
parfois sans causes appréciables et peut disparaître
de même. D'autres fois, elle coïncide avec un brus-
que changement de température.

En dehors de la rougeur et de la congestion de la
muqueuse laryngienne, on constate en outre de l'inflammation de la pituitaire et des granulations du
larynx et du pharynx.

Ces granulations reposeraient sur une muqueuse
boursouflée (E. Collin). Au laryngoscope on constate
de la rougeur des cordes vocales. L'inspecteur de
Saint-Honoré a beaucoup insisté dans son dernier travail sur la facilité avec laquelle la rougeur congestive des cordes vocales s'empare *alternativement* de
l'une ou de l'autre. Ce serait là, d'après lui, un très
bon moyen de diagnostiquer le plus souvent la laryngite arthritique.

L'eau de Saint-Honoré, employée en bains, dou-

---

(1) On a dit que l'herpétisme prédisposait à la calvitie précoce, nous croyons avec le Dr E. Collin que la calvitie est plus
fréquente chez les arthritiques que chez les dartreux.

ches, inhalation, etc., etc., modifie très heureusement
ces laryngites chroniques.

M. X..., 38 ans. Tempérament sanguin. Père rhumatisant. Lui-même, à 18 ans, douleurs rhumatismales au
genou, à l'épaule.

A 25 ans, congestion du foie, fait une saison à Vichy.
Fièvre typhoïde à 28 ans.

Il y a cinq ans, cystite (rien de vénérien), ténesme
vésical, urines très rouges donnant au fond du vase un
dépôt rouge brique très abondant. Traitement par les
alcalins.

Depuis trois ans, M. X... ne souffre plus de la vessie,
n'a plus eu de manifestations articulaires, mais se plaint
d'une laryngite très tenace.

Arrive à Saint-Honoré le 15 juillet 1885.

Le malade a toutes les apparences d'une bonne santé.
On constate cependant une toux assez fréquente, de
l'enrouement. Il se plaint d'avoir la gorge toujours sèche ;
il lui semble, dit-il, « avoir du poivre dans la gorge ».

Nous constatons la présence de nombreuses granulations pharyngiennes, ainsi qu'une rougeur assez intense
des cordes vocales inférieures.

Eau des Romains en boisson. Pulvérisations tièdes,
gargarisme.

Le 20 juillet M. X... se sent mieux, nous dit-il ; nous
constatons que la voix est moins voilée, la muqueuse
pharyngo-laryngienne est moins rouge. Le malade se
plaint de quelques douleurs de l'épaule, qui cèdent à quelques douches de vapeur.

Le 29 juillet, M. X... part de Saint-Honoré, enchanté de
l'effet de sa saison. La rougeur des cordes vocales a tota-

lement disparu, à peine reste-t-il quelques granulations sur la muqueuse du pharynx.

Laryngite chronique chez les syphilitiques.

Ainsi que nous l'avons dit en parlant du traitement de la syphilis par les eaux de Saint-Honoré, on doit accorder à ces eaux minérales une part incontestable dans les résultats thérapeutiques obtenus. Il est certain, en effet, que les sulfureux aident très souvent au traitement spécifique qu'il ne faut jamais négliger.

Ainsi que le montre l'observation suivante, lorsque le traitement spécifique est institué depuis longtemps et que la guérison de la lésion syphilitique survient pendant la durée d'une saison thermale, on est en droit d'accorder sinon la totalité, tout au moins une grande partie de la guérison à la médication hydriatique.

Observation V.

Laryngite syphilitique avec large ulcération. — Guérison.
(Dr E. Collin.)

M. X..., 25 ans, tempérament nerveux, bonne constitution ; chancres il y a deux ans et demi pour lesquels il a fait un traitement mercuriel.

Il y a un an, éruption syphilitique à la peau.

Depuis six mois, la gorge est devenue malade, puis est survenu de l'enrouement accompagné d'une douleur assez vive si l'on appuie sur le larynx.

Etat. — Le 26 août 186... — La voix est presque complètement éteinte, douleur vive à la pression, rougeur des piliers du voile du palais et de la muqueuse du pharynx, mais sans ulcérations.

Le laryngoscope nous permet de voir une large ulcération à la naissance de l'épiglotte avec rougeur intense de
la muqueuse ; les ganglions du cou sont engorgés.

M. X... continuait encore un traitement spécifique quand
il partit pour Saint-Honoré.

Traitement. — Inhalation, bains, eau en boisson, pi-
lules de Ricord, cautérisation.

Le 27 septembre, M. X... quitte Saint-Honoré. La voix
est revenue, et l'ulcération est complètement cicatrisée.

Laryngite chronique tuberculeuse.

La tuberculose peut-elle débuter d'emblée par le
larynx ou bien cette affection doit-elle être regardée
comme se rattachant toujours à la phtisie pulmonaire ? Nous n'avons pas ici à examiner cette question.

Prises au début, surtout chez les scrofuleux tuberculeux, les inhalations sulfureuses peuvent être
d'une grande utilité.

La pulvérisation, la cautérisation, qui dans les cas
de laryngite chez les herpétiques ou chez les arthritiques donnent de bons résultats, doivent être contre-
indiquées lorsque les ulcérations siègent au niveau
de l'épiglotte ou sur les replis aryténo-épiglottiques.

Le malade, en effet, ne sait pas se servir de l'appareil pulvérisateur, souvent il s'est trop rapproché ;
le choc de l'eau poudroyée peut être trop violent et
déterminer sinon la rupture de petits vaisseaux exul-
cérés, tout au moins une action mécanique nuisible.

On ne peut du reste, dans les cas d'ulcération,
qu'obtenir une amélioration passagère.

Il est des cas cependant, mais ils sont bien rares, où l'on a pu enrayer cette redoutable affection, mais on ne saurait espérer la guérir.

OBSERVATION VI.

Laryngo-bronchite tuberculeuse. — Disparition complète de la laryngite. — Amélioration très grande du côté du poumon. — (Dr E. Collin.)

M. X..., 30 ans, lymphatique, nerveux, faible constitution. Grand'mère maternelle morte phtisique ; la mère porte sur le cou des cicatrices d'abcès froids, ouverts pendant son enfance ; sa sœur est morte phtisique, il a lui-même, jusqu'à 20 ans, donné des inquiétudes les plus sérieuses à sa famille.

A 20 ans, M. X... s'est un peu fortifié, mais a toujours été sujet à des rhumes fréquents. Le moindre voyage, une nuit sans sommeil, laissaient sur sa figure des traces visibles de souffrance ; la plus petite transition du chaud au froid amenait immédiatement une toux qui s'éternisait.

Depuis deux ans, l'affection de poitrine est allée en augmentant, en même temps qu'il est arrivé un enrouement pour lequel il a été soumis déjà à différentes médications.

Etat, le 14 août 1869. — Affaiblissement, maigreur, oppression, toux fréquente, enrouement.

Auscultation. — Craquement humide au sommet du poumon gauche, dans la fosse sous-épineuse.

Laryngoscopie. — Rougeur violacée des cordes vocales inférieures.

Inhalations bi-quotidiennes, douches révulsives, eau en boisson.

15 août. Nouvelle auscultation. Outre les symptômes

reconnus hier, je trouve que la respiration est très faible au sommet et en arrière du poumon droit.

Le 20. L'enrouement est moindre, l'expectoration plus abondante et plus facile ; il me semble que les craquements sont moins humides du côté gauche, et que la respiration est plus facile à droite.

Le 30. Le malade va de mieux en mieux ; ses forces sont revenues.

7 septembre. M. X... quitte Saint-Honoré. La voix a repris son timbre normal et les cordes vocales sont d'un blanc nacré.

A l'auscultation, il est nécessaire de faire exécuter une forte inspiration pour retrouver encore quelques craquements. Le poumon droit respire parfaitement ; il reste quelques quintes de toux, mais l'état général est excellent.

Bronchites chroniques catarrhales.

Le catarrhe bronchique, cette affection des voies respiratoires que l'on a différenciée de la bronchite chronique, dont il est le plus souvent une complication, est une des nombreuses manifestations pulmonaires entrant dans le cadre de la spécialisation des eaux de Saint-Honoré.

Il est rare que l'on ait à soigner des bronchites chroniques franches ; il est presque toujours facile, en interrogeant et en examinant les malades, de retrouver chez eux une cause diathésique quelconque, scrofuleuse ou herpétique, plus rarement rhumatismale.

Cette affection peut cependant être dépourvue de

tout élément diathésique, et le D.ᵣ Grasset a démontré
dans sa thèse inaugurale, l'existence de bronchites
chroniques, manifestations directes de l'intoxication
par le miasme paludéen.

La scrofule et l'herpétisme ont prédisposé le malade à l'inflammation des voies aériennes, une cause
déterminante étant survenue, la muqueuse bronchique est enflammée, et cette inflammation puise dans
la diathèse, cause prédisposante, sa chronicité et ses
caractères particuliers.

Très fréquemment, lorsqu'il y a influence diathésique, on voit une bronchite céder au traitement, tandis
qu'apparaît à la peau une manifestation de la même
diathèse, manifestation supprimée depuis longtemps.
Réciproquement, il n'est pas rare de voir la disparition d'une affection cutanée coïncidant avec l'apparition d'un catarrhe bronchique.

Le catarrhe bronchique scrofuleux est fréquent à
Saint-Honoré, et il est impossible de ne pas le reconnaître, dans la plupart des cas le malade portant le
plus souvent la caractéristique évidente de cet état
diathésique.

Après lui, par ordre de fréquence, vient le catarrhe
lié à la diathèse herpétique, le catarrhe chronique
scrofuleux, et enfin la bronchite chronique dépen-
dant d'un état arthritique.

Quels seront les procédés hydriatiques que l'on
devra mettre en usage pour combattre les manifestations catarrhales chroniques des bronches se présentant chez les divers diathésiques?

Il ne faudra pas, croyons-nous, se borner à vou-

loir agir exclusivement sur l'état diathésique lui-
même, il faudra également attaquer et la diathèse,
et sa manifestation sur les bronches.

On agira contre l'élément catarrhal par les eaux
de Saint-Honoré prises en boisson, par l'inhalation
de l'hydrogène sulfuré, qui présente une action mo-
dificatrice élective sur la muqueuse respiratoire.
Sans parler de l'action incontestable du soufre et de
l'arsenic sur la cause diathésique elle-même, les
composés sulfureux exhalés, l'hydrogène sulfuré
inhalé sont les agents les plus puissants de la médication anticatarrhale.

Les effets différents, sédation ou excitation, que
l'on pourra obtenir des eaux de Saint-Honoré, seront
mis à contribution par le médecin, selon l'état du
malade et suivant la diathèse dont la lésion bronchique porte l'empreinte.

Il faudra, d'après les malades, savoir doser les
séances d'inhalation. Beaucoup de catarrheux bronchiques ont bénéficié de l'action sédative que l'on
peut obtenir par l'inhalation de l'hydrogène sulfuré. D'autres, au contraire, seront justiciables de
l'action excitante que l'on pourra également obtenir
de ce mode d'administration des eaux de Saint-Honoré.

L'étude aussi complète que possible que nous avons
faite de l'action physiologique de ces eaux nous permettra de ne pas nous appesantir davantage sur cette
question.

Chez les arthritiques atteints de bronchite catarrhale chronique, l'inhalation faite d'une manière

prudente, les révulsifs extérieurs, douches générales chaudes, douches de pieds, devront être indiqués le plus souvent.

Ainsi que le fait remarquer avec raison le *Dr Grenier*, « les effets obtenus sont curatifs dans les catarrhes liés à la scrofule et à l'herpétisme; ils sont surtout palliatifs dans ceux qui ont pour note l'arthritisme. »

Dans ce dernier cas on ne saurait se servir avec trop de prudence de la médication sulfureuse, lorsque le malade présente des tendances aux congestions viscérales.

Chez les vieillards, il ne faut pas chercher à produire la disparition subite de ces sécrétions bronchiques abondantes qui sont un des principaux caractères de la bronchite sénile, il faudra arriver progressivement à les modifier ou tout au moins à diminuer leur abondance, cause de fatigue considérable pour l'organisme tout entier.

Chez les individus qui présentent comme cause de leur bronchite une lésion organique du cœur ou des gros vaisseaux, lorsqu'il existe de la fièvre, lorsqu'un phénomène aigu intercurrent vient se greffer sur la bronchite elle-même, les eaux de Saint-Honoré, si l'on ne doit pas absolument les contre-indiquer, doivent être maniées avec la plus grande prudence.

Le catarrhe bronchique des scrofuleux a été bien étudié au sujet de l'action des eaux de Saint-Honoré par le Dr C. Allard.

«Trois sortes de catarrhes scrofuleux, dit-il, me paraissent devoir être notés : le catarrhe simple, le

catarrhe accompagné d'affections cutanées de même
nature, et enfin le catarrhe propre à la phtisie scrofuleuse. » L'ancien inspecteur de Saint-Honoré cite
dans son travail trois observations de guérison de
cette affection chez les scrofuleux (1).

Les moyens curatifs qu'il employa furent l'eau
prise en boisson et les séances d'inhalation.

A propos de ce dernier mode de traitement sur
lequel s'appuie le Dr Allard, nous ajouterons qu'à
l'époque de son inspectorat à Saint-Honoré, les salles
d'inhalation n'étaient pas du tout dans les conditions
où elles se trouvent aujourd'hui. C'étaient alors, en
effet, de véritables étuves alimentées d'un côté par
les vapeurs spontanées, mais peu riches en hydrogène sulfuré, qui s'échappaient des puits alimentés
exclusivement par les Romains, de l'autre par des
vapeurs forcées arrivant des deux générateurs voisins.

Le malade, à cette époque, était soumis à une inhalation de vapeurs d'eau, et ne pouvait bénéficier,
comme aujourd'hui, de l'action élective de l'hydrogène sulfuré sur la muqueuse respiratoire.

Faisons remarquer aussi que les malades dont
parle M. Allard ont tous présenté au début de leur
traitement une période d'excitation caractéristique.
Nous insistons sur ce fait, car l'inhalation de l'hydrogène sulfuré, telle qu'elle se fait aujourd'hui à Saint-
Honoré, peut aussi déterminer cette période d'exci-

(1) Allard, *Du traitement de la scrofule par les eaux sulfureuses. Ann. Soc. hydrol.*, t. V.

tation que l'on devra, suivant les malades, ou éviter ou tout au contraire provoquer.

OBSERVATION VII.

Bronchite chronique chez un scrofuleux. — Guérison.

M. C..., 16 ans, tempérament lymphatique, faible constitution, enfance maladive, a été mis très jeune en pension, où il se nourrissait très difficilement. Pas d'hérédité. Il y a six ans, dysenterie très grave, dont il a eu bien de la peine à se remettre.

M. C... a été pris, au commencement de décembre, d'une bronchite qui a nécessité, sur la fin du même mois, une consultation de M. le D\r Bouchut, qui a prescrit l'eau de goudron en vapeur dans une chambre continuellement chauffée à 18 degrés ; la teinture d'iode, un demi-verre d'Eaux-Bonnes, coupées avec du lait ou du sirop de capillaire.

Plus tard, le médecin traitant a fait placer successivement 8 vésicatoires sur la poitrine. Le malade arrive à Saint-Honoré le 5 mai 18...

Etat. — Affaiblissement, pâleur des tissus, ganglions du cou engorgés, toux fréquente, appétit capricieux, pas de diarrhée, pas de sueurs nocturnes, il n'y a jamais eu d'hémoptysie.

Auscultation. — Diminution du bruit respiratoire au sommet des deux poumons. A droite, quelques râles sibilants et souscrépitants.

Prescription. — Inhalation matin et soir, douches révulsives sur les pieds, eau en boisson.

10 mai. Je ne constate aucun changement, si ce n'est une augmentation de l'appétit.

Le 13. La toux est moindre, le poumon gauche respire mieux, pas d'amélioration du côté droit.

Le 17. La respiration s'entend mieux au sommet et à droite.

Le 23. La respiration est aussi belle à droite qu'à gauche; plus de toux.

Le 26. Etat général très satisfaisant, le chapelet de ganglions est moins volumineux.

M. C... part le 27 mai, complètement débarrassé de sa bronchite, et je recommande à la famille de s'occuper sérieusement de l'état général du malade.

OBSERVATION VIII (*résumée*).

Bronchite chronique chez une jeune fille scrofuleuse.
— Guérison. (Dᵣ C. Allard.)

Mademoiselle B..., 17 ans, lymphatique, née de parents scrofuleux et arthritiques. Pendant son enfance, ganglions suppurés au cou et au pli de l'aine. Il y a trois ans, bronchite qui a duré six mois. Depuis, coryza et bronchites fréquentes, avec expectoration muco-purulente abondante. Pas de fièvre ni d'hémoptysie.

Arrive à Saint-Honoré le 20 août 1857. Respiration sibilante et fréquents accès dyspnéiques pendant la nuit; essoufflement à la marche, douleurs articulaires exaspérées par les changements de temps. Diminution des forces, menstruations douloureuses quoique régulières.

A la percussion : son obscur au niveau des fosses sus et sous-épineuses droites ; à l'auscultation : respiration faible dans les mêmes points.

Traitement. — Quatre, puis six verres d'eau, inhalation. Ce traitement fut fait jusqu'au 11 septembre. On constata une légère amélioration thermale après la première semaine de la cure.

Presque plus de toux et d'expectoration, plus de symptômes plessimétriques ou stéthoscopiques au départ de mademoiselle B...

Une nouvelle saison fut faite en 1858 et ne fit que consolider la guérison.

Observation IX.

Bronchite chronique chez une herpétique. (Dr E. Collin.)

Mademoiselle X..., 61 ans, tempérament lymphatique, nerveux. Pas de renseignements au point de vue de l'hérédité. Ordinairement santé assez bonne. Il y a cinq ans, bronchite très sérieuse, qui ne s'est pas améliorée.

Arrivée à Saint-Honoré le 11 août 1877. Actuellement mademoiselle X... tousse très peu, le matin seulement. A l'auscultation, submatité et diminution en nappe du côté droit, quelques râles sibilants épars dans la poitrine. La malade me dit que sa bronchite a succédé à la disparition d'un eczéma suintant des deux bras.

Traitement. — Inhalation, bains, eau en boisson.

Le 16. Apparaît une éruption eczémateuse généralisée, prurit violent.

Le 17. Plus de toux. La malade peut faire de fortes respirations, ce qui, à son arrivée, lui était impossible.

A l'auscultation, les deux poumons respirent très bien l'un et l'autre.

Mademoiselle X... part le 25, l'eczéma ayant complètement disparu.

Asthme.

« Un asthmatique, disent les auteurs du *Dictionnaire des Eaux minérales*, ne doit jamais être soumis à une médication quelconque sans un sévère examen. »

On ne saurait trop prendre en sérieuse considéra-

8

tion ces sages conseils; l'exemple suivant, cité par le Dᴿ E. Collin, en est une preuve :

« J'ai reçu, dit-il, en 1863, à Saint-Honoré, deux asthmatiques atteints d'affections du cœur. Le premier voulut bien suivre mes conseils et repartit le jour même de son arrivée.

Madame X..., au contraire, désira se reposer des fatigues de son voyage.

Cette malade m'avait été envoyée pour suivre un traitement par les inhalations sulfureuses.

Après un sérieux examen, je crus pouvoir affirmer que l'état des voies respiratoires était sous la dépendance d'une affection organique du cœur, et je l'engageai fortement à ne point tenter un traitement sulfureux.

Le départ était fixé au troisième jour ; je ne pensai pas devoir m'opposer au désir qu'elle exprima de prendre chaque matin un verre d'eau sulfureuse.

Madame X... but-elle plus d'eau que je ne l'avais autorisée à le faire, ou ces quelques verres suffirent-ils? Ce qu'il y a de certain, c'est qu'elle fut prise d'une congestion cérébrale qui faillit l'emporter, et que son mari, appelé par une dépêche télégraphique, dut, après plusieurs jours, qui ne furent pas sans danger, la ramener encore très souffrante. »

L'asthme est plus souvent un symptôme qu'une entité morbide; seul, l'asthme sec, l'asthme nerveux, pourrait quelquefois faire exception à cette règle.

L'asthme humide, catarrhal, est le plus souvent une manifestation diathésique.

« Soit que nous étudiions les caractères héréditaires de nos asthmatiques ou les phénomènes morbides qui se sont ajoutés à l'asthme, dit M. *Guéneau de Mussy* (1), soit que nous cherchions quelles manifestations morbides ayant le caractère des manifestations diathésiques se sont montrées dans la race des asthmatiques, nous voyons prédominer partout le cachet de l'arthritisme ; la très grande majorité de nos malades en porte l'empreinte. »

D'un autre côté, cette affection est souvent une des manifestations de la diathèse herpétique, et, dans ce dernier cas, il peut exister une véritable balance entre l'asthme et certaines manifestations cutanées.

On lit, dans le *Compendium de médecine*, que « *Fabrice de Hilden* rapporte qu'un jeune homme fut saisi tout à coup d'un accès d'asthme après la disparition d'une affection cutanée produite par un répercussif. »

Cullen, parmi les divisions de l'asthme, admet précisément un asthme exanthématique produit par la répercussion de la gale, d'une éruption, ou par un épanchement âcre.

« L'asthme nerveux, dit M. *Guersant*, chez les enfants comme chez les adultes, survient quelquefois sans lésion organique ; je l'ai observé chez des enfants affectés d'eczéma chronique lorsque l'éruption avait complètement disparu. »

Depuis longtemps déjà, et bien avant la création de salles d'inhalation à Saint-Honoré, ces eaux étaient

(1) Noël Guéneau de Mussy, *Leçons cliniques.*

regardées comme très utiles dans le traitement de l'affection qui nous occupe.

De sa notice (1), Bacon cite les deux faits suivants :

« La ci-devant comtesse Dax, attaquée d'asthme nommé orthopnée convulsive, a fait usage des eaux du Mont-Dore, qui lui produisirent peu d'effets ; elle a ensuite pris les eaux de Saint-Honoré : elle s'en est parfaitement trouvée. »

« L'épouse de M. Lorry, chirurgien à Aunay, éprouvait, dès sa plus tendre jeunesse, une toux spasmodique catarrheuse qui augmentait particulièrement dans les saisons froides et humides et affectait tellement la poitrine qu'on avait tout à craindre pour ses jours : elle a fait usage de ces eaux pendant deux saisons ; la toux a disparu et la poitrine s'est rétablie. »

L'asthme purement nerveux pourra être traité avec avantage à Saint-Honoré, car la sédation manifeste que l'on obtiendra à l'aide de séances très courtes, mais répétées dans la salle d'inhalation, peut agir favorablement dans le traitement de cette maladie.

Les eaux de Saint-Honoré, prises en bains, en inhalations, en boisson, rempliront très bien les indications suivantes, que doit toujours suivre le médecin s'il veut arriver à guérir l'asthme catarrhal : 1° modifier le catarrhe bronchique ; 2° combattre, autant que possible, l'état diathésique du sujet.

(1) Bacon, *loc. cit.*

Dans les cas d'emphysème, l'action spéciale, élective, de l'hydrogène sulfuré sur la muqueuse pulmonaire, aidée par l'action générale de douches révulsives et de l'eau sulfureuse prise en boisson, réveillera la ténuité des fibres élastiques du poumon.

OBSERVATION X.

Asthme lié à un état herpétique. — Guérison. (Dr E. Collin.)

M. C..., 32 ans, tempérament lymphatique sanguin, constitution forte, pas d'hérédité, a eu, à l'âge de 20 ans, un eczéma, qui, depuis, a paru et disparu plusieurs fois.

Il y a quinze mois, à la suite d'une grippe, il est pris tout à coup d'accès d'asthme qui reparaissent toutes les nuits et se terminent par une expectoration abondante.

M. C... arrive à Saint-Honoré le 16 juillet 1869.

Etat. — La constitution ne paraît pas avoir souffert beaucoup. Le malade est pris, toutes les nuits, d'un accès d'asthme, dont la durée moyenne est d'une heure et demie, le force à quitter le lit, à ouvrir les fenêtres, et se termine par une abondante expectoration.

Percussion. — Rien de particulier.

Auscultation. — Râles crépitants secs à la partie supérieure des deux poumons, en avant et en arrière.

Traitement. — Inhalations, eau en boisson.

Le 20. Il n'y a eu qu'un accès.

Le 27. Il n'y a pas eu de nouvel accès; les râles crépitants n'existent plus. Je prescris un bain chaque jour.

7 août. M. C... quitte Saint-Honoré complètement débarrassé de son asthme, qui n'est plus revenu.

OBSERVATION XI (résumée).

Asthme chez un herpétique. (Dr E. Collin.)

M. X..., interne des hôpitaux, 24 ans, tempérament

8.

nerveux, assez bonne constitution. Pas d'hérédité. Présente un faciès herpétique typique.

M. X... est sujet, depuis quelques années, à des accès d'asthme fréquents.

A l'auscultation, submatité et diminution du bruit respiratoire en arrière ; un peu d'emphysème.

Je fais part de mes observations à M. X..., qui me dit alors être sujet depuis longtemps à des poussées d'eczéma, alternant avec des accès d'asthme.

Début du traitement, le 7 août 1884. Jusqu'au 18, l'asthme a reparu toutes les nuits. Le 27, M. X... dormait parfaitement toutes les nuits depuis huit jours, mais présentait sur différents points du corps quelques plaques eczémateuses accompagnées de prurit.

« Cette observation, ajoute le Dr E. Collin, est d'autant plus intéressante, qu'ayant un médecin comme malade, j'avais tenu à l'ausculter avant de lui demander aucun renseignement, et que la percussion et l'auscultation m'ont permis de porter un diagnostic des plus exacts. »

Les observations que nous venons de citer montrent les bons effets obtenus par les eaux de Saint-Honoré dans le traitement de l'asthme ; ajoutons que le traitement, commencé aux sources mêmes, pourra être continué très heureusement à domicile par l'usage de ces eaux transportées.

Phtisie pulmonaire.

Depuis les travaux de MM. Hérard et Cornil, Grancher, Hanot, Thâon, Charcot, etc., l'unité de la tuberculose est universellement admise. La découverte du bacille caractéristique de cette maladie est venue, du reste, ajouter un nouvel argument en faveur de cette unité.

Il est incontestable que le médecin possède aujourd'hui un précieux moyen diagnostique des affections pulmonaires, s'il est vrai que *toute* lésion tuberculeuse est *toujours* caractérisée par la présence de cet infiniment petit.

On ne saurait nier que, si sa présence dans les crachats d'individus atteints d'affections pulmonaires permet de diagnostiquer la nature tuberculeuse des lésions qu'ils présentent, le praticien peut aujourd'hui attaquer pour ainsi dire *ab ovo* l'une des causes les plus fréquentes de la mortalité de l'espèce humaine.

Peut-on cependant accorder à cette découverte une importance absolue, immédiate, nous voulons dire thérapeutique? Nous ne le croyons pas.

Le bacille de Koch est-il la cause ou l'effet des lésions tuberculeuses, les crée-t-il de toutes pièces en pénétrant dans l'organisme, ou bien n'est-il que la résultante animée d'une maladie aboutissant le plus souvent à des désordres irréparables? Par quels moyens spécifiques peut-on prévoir son éclosion s'il est la cause première de la tuberculose, ou le détruire s'il n'est que l'une des caractéristiques, s'il n'est que le microbe infectieux de cette maladie?

Tel est le double problème qu'il reste à résoudre, et ce ne sera que lorsque la lumière sera faite à ce sujet, que cette découverte, si importante au point de vue du diagnostic, pourra rendre en thérapeutique, comme en clinique, des services incontestables.

Depuis les expériences célèbres de Villemin, la plupart des auteurs considèrent la tuberculose comme une maladie infectieuse et transmissible, aussi Conheim émet-il cette opinion, véritable criterium d'après lui, que « tout ce qui transmis expérimentalement à des animaux appropriés fait éclater la tuberculose, appartient à la tuberculose (1). »

Cependant, si la tuberculose est une, s'il n'existe au point de vue anatomo-pathologique qu'une seule entité tuberculeuse, en est-il de même en clinique ? La phtisie est-elle *une* par ses symptômes comme elle est *une* par ses lésions anatomiques ? Les diathèses héréditaires ou acquises qui ont précédé ou suivi l'envahissement de l'organisme par la tuberculose, ne viennent-elles pas imprimer leur cachet particulier sur les lésions anatomiques ou symptomatiques de la phtisie pulmonaire ?

Telles sont les questions que se sont posées bien des observateurs qui considèrent cependant la maladie dont nous nous occupons comme une maladie infectieuse et transmissible.

Partant de ce principe que toute maladie chronique évolue chez les divers sujets qui en sont atteints suivant un mode différent quant à ses manifestations cliniques, bien des auteurs ont émis des opinions différentes.

Les uns ont décrit une phtisie arthritique, scrofu-

(1) J. Conheim, *la Tuberculose considérée au point de vue de la doctrine de l'infection*. Traduction de M. le Dr de Musgrave Clay (de Pau), 1882.

leuse, etc., d'autres ont étudié la phtisie *chez les scrofuleux*, les *arthritiques*, les autres, au contraire, ne considérant que la lésion, n'ont accordé aucune importance à la caractéristique imprimée par les diathèses sur les manifestations de la phtisie pulmonaire, maladie qui pour ces derniers est *une* par ses symptômes comme elle est *une* par ses lésions.

Il est un fait à remarquer, c'est que ce sont surtout les médecins d'eaux minérales qui ont admis l'existence d'une phtisie diathésique. Cela se pourrait facilement expliquer, car, ne pouvant prendre en même temps pour criterium de leur opinion des faits anatomo-pathologiques et des constatations cliniques individuels, ils en sont réduits à la baser sur les symptômes présentés par les malades.

C'est en procédant ainsi que la plupart ont admis l'existence de la *phtisie arthritique*, de la *phtisie scrofuleuse*.

Nous sommes intimement persuadé que l'anatomo-pathologie et la clinique doivent toujours marcher de pair dans l'étude des maladies. Pour toutes les deux le but est le même : le soulagement sinon la guérison du malade.

Ce que l'on constate cliniquement, l'anatomie pathologique l'explique en promenant son scalpel dans les tissus lésés, ou bien en demandant au microscope l'explication des faits cliniquement observés.

Toutes les deux possèdent une importance égale au point de vue thérapeutique.

Devant la variété des faits observés d'une part, et reproduits expérimentalement de l'autre, elles peu-

vent s'entr'aider mutuellement et rechercher ensemble quel est le moyen le plus sûr de guérir ce que
l'une a observé : la clinique, ce que l'autre a démontré expérimentalement : l'anatomie pathologique.

Qu'il nous soit permis d'émettre ici une opinion
qui n'est que le résultat de la lecture de tous les médecins qui ont étudié les manifestations diathésiques,
opinion qui du reste a pour base l'étude attentive
d'un grand nombre d'observations relatives à des
phtisiques traités par les eaux minérales.

La phtisie est une, on ne saurait le contester, mais
si l'on admet que cette maladie n'est que l'évolution
ultime de certaines diathèses, évolution dont le bacille ne serait que le résultat, on ne saurait lui refuser des caractères qu'elle emprunterait aux états diathésiques dont elle est pour ainsi dire la dernière
expression. Le plus souvent, croyons-nous, la phtisie
pulmonaire présente dans sa marche, ses caractères
symptomatiques, des variétés incontestables que détermine l'état diathésique primitif ou secondaire de
l'individu contaminé.

Ce qui existe pour la phtisie héréditaire existe également pour la phtisie acquise : d'un côté il y a hérédité de lésion en même temps qu'*hérédité de terrain*,
de l'autre l'évolution de cette maladie présente des
caractères différents suivant l'état diathésique de
l'individu qui la contracte.

Ajoutons que jusqu'ici on ne saurait admettre
l'existence d'une phtisie syphilitique, à moins de
prendre le terme phtisie dans son acception purement étymologique.

Il existe incontestablement une *phtisie* syphilitique caractérisée soit par une sclérose (1re période), soit par des gommes (2e et 3e périodes), mais qui n'a aucune corrélation anatomique avec la phtisie tuberculeuse, bien que tuberculose et syphilis ne soient pas antagonistes.

Cela dit, et regrettant beaucoup de ne pouvoir dans cette étude donner, à l'appui de l'opinion que nous avons émise, toutes les preuves sur lesquelles elle est basée, nous allons passer à l'étude de l'action des eaux de Saint-Honoré sur la phtisie pulmonaire.

On ne saurait faire remonter avant 1813, époque à laquelle écrivait Bacon, le traitement de la phtisie pulmonaire par les eaux de Saint-Honoré. En 1817, Pillien citait le cas suivant, que nous tenons d'autant plus à faire connaître, qu'il le donne comme un exemple de *phtisie pulmonaire arthritique* :

« M. Morelle, brigadier de gendarmerie dans le département de la Nièvre, âgé de 38 ans, d'un tempérament lymphatique, avait ressenti à diverses reprises des douleurs de poitrine ; il avait eu plusieurs rhumes dont la terminaison laissait toujours une altération dans la voix et la respiration.

Depuis longtemps, il souffrait de rhumatismes vagues, lorsque, après une course de huit lieues par un temps très humide, il éprouva une toux violente, des douleurs vives dans le thorax, et enfin une expectoration muqueuse plus abondante le matin.

Cette maladie résista à divers remèdes, et déjà la maigreur, la fièvre, les sueurs nocturnes faisaient juger cet état incurable, lorsque le malade se fit transporter à Saint-Honoré. Il y resta 32 jours, prit 27 bains, but depuis 12 onces jusqu'à 3 livres d'eau minérale par jour, et s'en retourna guéri d'une maladie qui fait le désespoir des médecins et enlève le sixième de la population. »

Bazin, dans ses excellentes leçons sur la scrofule, recommande les eaux de Saint-Honoré contre la phtisie scrofuleuse, et les trouve supérieures à celles d'Enghien et de Pierrefonds, qui ne sauraient être préférées, dit-il, qu'à cause de leur proximité de la capitale. (Page 474.)

« Leur analogue dans les Pyrénées, écrivait en 1856 M. Racle, dans le *Moniteur des hôpitaux*, est la source des Eaux-Bonnes. Seulement, les proportions sont plus faibles ; aussi les eaux de Saint-Honoré sont-elles plus faciles à supporter que ces dernières. »

M. le Dr Racle pensait que, tandis que les eaux des Pyrénées ne pouvaient être administrées avec avantage que dans la première et la seconde période de la tuberculisation, celles de Saint-Honoré avaient d'autant plus d'efficacité qu'elles agissaient sur u nemaladie plus avancée. Il appuyait son opinion sur trois faits qui ne semblèrent pas, avec raison, assez concluants au savant rapporteur de son travail, M. Bourdon. (*Annales de la Société d'hydrologie*, t. II.)

Dans la discussion qui suivit le rapport, M. Durand-Fardel fit remarquer qu'on admettrait difficilement que la troisième période de la phtisie fût précisément celle pour laquelle les eaux de Saint-Honoré étaient surtout indiquées.

Cette opinion, du reste, ne fut pas longtemps soutenue par Racle lui-même, car il écrivait dans le *Moniteur des hôpitaux* du 26 avril 1856 : « Il n'est pas besoin de dire que, dans cette période, les eaux sulfureuses sont tout aussi inefficaces que tous les autres agents thérapeutiques. »

Ce fut pendant cette même année, 1857, que furent inaugurées les salles d'inhalation de Saint-Honoré, sous l'inspection du Dr Allard.

D'après ce médecin, c'était pendant la deuxième période qu'il fallait conseiller les eaux de Saint-Honoré, alors surtout que la phtisie était compliquée d'herpétisme, d'état catarrhal, d'œdème, d'engouement ou de pneumonie chronique.

Il admettait le traitement de la troisième période, mais avec une extrême réserve, et, comme les médecins qui déjà avaient écrit sur Saint-Honoré, il reconnaissait une certaine analogie entre les effets médicaux et la composition chimique de ces sources, et ceux des Eaux-Bonnes.

Aujourd'hui, la plupart des auteurs qui se sont occupés de la thérapeutique de la phtisie pulmonaire, considèrent Saint-Honoré comme pouvant rendre de grands services dans le traitement de la phtisie (1).

On ne doit pas, dans une station thermale, accorder tous les bénéfices des guérisons ou des amé-

---

(1) Voir à ce sujet :

Hérard et Cornil, *De la phtisie pulmonaire*, p. 703-708.

Fonssagrives, *Thérapeutique de la phtisie pulmonaire*, p. 145.

Ferrand, *Leçons cliniques sur la phtisie pulmon.*, etc., etc.

liorations obtenues à la thermalité ou à la composition des eaux minérales : une part quelquefois
grande doit, être attribuée au nouveau milieu dans
lequel se trouve placé le malade, loin de ses affaires
et de ses préoccupations ordinaires, loin quelquefois
de la cause première de l'affection.

Nous avons suffisamment démontré, dans le premier chapitre de cette étude, quels étaient les avantages hygiéniques que présentait la station de Saint-
Honoré, pour qu'il ne soit pas nécessaire d'insister
de nouveau sur ces précieux adjuvants du traitement
hydrominéral.

On ne saurait trop, alors qu'il s'agit de l'étude de
la phtisie pulmonaire, diviser le traitement de cette
maladie en prophylactique et curatif.

Au point de vue des eaux minérales surtout, cette
distinction est capitale et demande à être sérieusement étudiée. Elle est, du reste, tellement entrée
dans l'esprit de la médecine actuelle, que nous voyons
chaque jour augmenter l'importance de l'hygiène qui
devient souvent, comme l'a appelée M. L. Fleury, une
prophylaxie active.

a) *Traitement prophylactique*. — Les eaux minérales, à ce point de vue, ont une importance capitale
et sont malheureusement trop négligées.

On vient trop souvent demander aux eaux une
santé à jamais perdue, alors qu'un séjour dans une
station thermale aurait pu, quelques années aupara-
vant, modifier une constitution, un tempérament,
agir contre ces prédispositions organiques qui, ainsi

que le dit M. Hallopeau, « sont en quelque sorte des *diathèses locales* (1) ».

On ne devient pas phtisique du jour au lendemain, et, avant l'envahissement de l'organisme par la tuberculose, qui oserait nier que la santé n'était pas déjà fortement altérée ?

« Le traitement préservatif, dit M. *Louis*, ne peut s'appuyer que sur la connaissance des causes prédisposantes de la phtisie. »

Or, ce que la plupart des auteurs s'accordent à reconnaître aujourd'hui, c'est que la scrofule et l'arthritisme forment véritablement une prédisposition marquée au développement des tubercules pulmonaires.

S'il est impossible de dire aujourd'hui quelle est la prédisposition à la tuberculose que peut créer l'herpétisme, il n'en est pas de même de la scrofule (2).

Quel est le médecin qui n'a pas rencontré de ces jeunes personnes pâles, chloro-anémiques, d'un lymphatisme souvent exagéré, présentant de la dysménorrhée ou de l'aménorrhée, prises fréquemment de bronchites, quelquefois d'hémoptysies, et devant lesquelles il se demande, sans que l'auscultation puisse le convaincre, s'il a affaire ou non à une phtisie au début.

Le lymphatisme exagéré, la scrofule, souvent l'ar-

---

(1) Hallopeau, *Traité élémentaire de pathologie générale.*
(2) Voir Herard et Cornil, *loc. cit.*
Quinquaud, *Thèse d'agrég.*

thritisme (1) sont, en somme, des terrains très favorables à l'éclosion de la tuberculose.

Alors qu'il sera indiqué de relever une constitution affaiblie, alors surtout que l'on a affaire au lymphatisme, à la scrofule ou à l'arthritisme, les eaux thermales de Saint-Honoré sont bien supérieures à toutes les préparations pharmaceutiques.

En augmentant l'appétit, en activant la circulation périphérique, et par contre la grande circulation, les fonctions de l'estomac se régularisent, l'absorption se fait mieux, la menstruation se rétablit, et le malade peut enfin sortir de ce cercle vicieux qui l'aurait fatalement conduit à une affection plus ou moins grave, qu'un traitement prophylactique a pu lui éviter.

C'est surtout chez les enfants et dès le premier âge que le traitement prophylactique de la phtisie pulmonaire doit être conseillé. Il est non seulement reconnu, mais il est rationnel de penser que la médication hydrominérale peut arriver à refaire une constitution, à changer un tempérament ; c'est donc le plus promptement possible que cette médication devra être employée chez les enfants nés de parents tuberculeux, quelles que soient les apparences de santé, apparences habituellement trompeuses.

b) *Traitement curatif*. — La phtisie pulmonaire

(1) Thomas Laycok, *Medical Times*, 1862.
Sognies, *Thèse de Paris*, 1868.
Chauffard, *Principes de pathologie générale*.

est curable: tel est aujourd'hui l'avis de tous les médecins.

Si *Bayle* la regardait comme incurable, de nombreuses autopsies de phtisiques prouvent que, si l'état actuel de la science ne permet pas d'admettre que le tubercule peut disparaître ou rétrograder, « il peut suspendre son évolution, rester à l'état de granulation grise ou jaune, ou bien encore subir la transformation crétacée ou fibreuse. » (Granier.)

Existe-t-il un traitement spécifique de la phtisie pulmonaire? On ne saurait répondre à cette question. Mascagni, cité par M. Candellé, disait que le jour où l'on trouverait un spécifique pour la phtisie, il serait porté sous forme de vapeur sur la muqueuse pulmonaire. Le soufre ou ses dérivés sera-t-il le spécifique du bacille, comme il semble être celui de bien des épiphytes et de bien des épizoaires? L'avenir nous l'apprendra.

Dans tous les cas, s'il n'existe pas encore de spécifique contre la phtisie pulmonaire, le médecin possède cependant contre cette maladie un arsenal thérapeutique des plus fournis, et la médication par les eaux sulfureuses occupe parmi les moyens les plus employés une place d'une importance incontestable.

Parmi toutes les eaux sulfureuses, Saint-Honoré peut être regardé comme donnant de très bons résultats dans le traitement de la phtisie pulmonaire.

Sans parler des avantages hygiéniques et climatologiques qu'elle présente, si, à l'exemple de toutes les stations thermo-sulfureuses, la station de Saint-Honoré ne peut rien contre le tubercule lui-même, il n'en est pas moins vrai que ses eaux peuvent modifier heureusement l'état général du phtisique et combattre les manifestations diverses de la phtisie pulmonaire.

Les eaux de Saint-Honoré présentent en outre un grand avantage sur les autres eaux sulfureuses, car elles peuvent agir dans le traitement de la phtisie et par le soufre et par l'arsenic qu'elles contiennent.

Nous avons étudié précédemment l'action physiologique de l'hydrogène sulfuré ; disons, en quelques mots, quelle est celle de l'arsenic dans la phtisie pulmonaire.

A ce propos, nous ne saurions mieux faire que de citer textuellement ce qu'a écrit le Dr J. Lolliot sur les effets que l'on peut tirer de l'arsenic dans le traitement de cette maladie.

« L'arsenic, dit-il, agit comme reconstituant, d'une part, en excitant les fonctions stomacales, et, d'autre part, en enrayant le mouvement de dénutrition toujours si rapide chez les phtisiques. On retrouve ici le même mécanisme que dans les fièvres, et celle à laquelle sont sujets les phtisiques paraît heureusement influencée par ce médicament, dont un des principaux effets physiologiques est d'abaisser la température. Quant à son action sur l'état local, tubercule ou pneumonie, nous la considérons comme nulle, ou tout au moins comme très douteuse. Peut-être, en diminuant le besoin de respirer, l'arsenic procure-t-il aux poumons un repos favorable (1). »

(1) J. Lolliot, *Etude physiologique de l'arsenic.*

Nous aurions voulu étudier ici de la manière la
plus complète le traitement par les eaux de Saint-
Honoré de la phtisie pulmonaire à ses divers degrés;
les limites de ce travail nous forcent à ne donner à
ce sujet que des indications générales :

1. *Premier degré*. — Tous les auteurs ne sont pas
d'accord sur l'opportunité du traitement sulfureux
pendant cette période de l'affection qui nous occupe;
plusieurs même non seulement n'y voient aucun
avantage, mais redoutent encore les fâcheux résultats de l'excitation produite par les eaux.

Pour ce qui est des eaux de Saint-Honoré, ces accidents ne sont pas à redouter, si l'on s'en tient à la
période hyposthénisante de l'inhalation.

Sous l'influence de l'action sédative et reconstituante de l'inhalation, la congestion pulmonaire disparaît, des hémoptysies fâcheuses à tous les points
de vue peuvent être évitées, les forces augmentent
en même temps que l'appétit devient meilleur, et le
tubercule, n'étant plus entouré de cet état subinflam-
matoire qui l'accompagne presque toujours, peut
plus facilement alors, à mesure que la constitution
s'améliore, passer à l'état crétacé, forme sous laquelle on le voit, sinon disparaître, du moins laisser
le malade jouir pendant de longues années d'une
santé relativement bonne.

Si une maladie constitutionnelle grave, le lymphatisme, la scrofule, par exemple, domine la tuberculisation, ne serait-ce point une faute que de ne pas s'a-
dresser aux eaux minérales pendant le premier degré
de la phtisie pulmonaire?

Le traitement que l'on fait suivre aux phtisiques à Saint-Honoré est loin d'être toujours le même ; il varie suivant la nature de l'affection et les indications quotidiennes.

Dans la forme subaiguë, c'est à la période sédative, hyposthénisante de l'inhalation, que l'on aura recours. Chez quelques malades, il est nécessaire, au contraire, de provoquer une légère stimulation ; effets opposés, mais que nous obtenons cependant avec assez de facilité au moyen d'inhalations graduées et de l'eau prise en boisson.

C'est surtout à cette période de la phtisie que l'on devra engager les malades à prendre de grands bains, qui ne tardent pas à régulariser les fonctions de la peau, en même temps qu'ils concourent à faire disparaître l'engorgement pulmonaire. Les bains entiers sont encore d'un puissant secours, alors qu'il existe une diathèse dartreuse, et, dans ce cas, il n'est pas rare de voir s'amender les accidents pulmonaires, en même temps que reparaissent à la peau des manifestations morbides supprimées. « La répercussion des exanthèmes, a dit Bazin, doit figurer en première ligne parmi les causes occasionnelles de l'affection qui nous occupe. » (*Leçons sur la scrofule,* p. 470.)

Les douches révulsives sur les extrémités inférieures, les demi-bains, font encore partie du traitement suivant les indications. A l'aide de ces moyens, outre l'effet produit sur la congestion du poumon, on arrive souvent à rétablir chez les femmes l'écoulement des règles supprimées quelquefois depuis longtemps, et tous les médecins qui ont observé savent de quelle importance capitale est chez la femme le rétablissement de cette fonction.

Avant de passer à l'étude du traitement de la phtisie au second degré par les eaux de Saint-Honoré, disons quelques mots au sujet de ces congestions pulmonaires si fréquentes chez les arthritiques, et dont les symptômes physiques et fonctionnels présentent avec ceux de la phtisie au premier degré une ressemblance si frappante que le médecin peut quelquefois les confondre, s'il ne possède pas un moyen diagnostique certain qui lui permette, le plus souvent, de les distinguer les uns des autres.

Ce moyen diagnostique existe ; on le doit au Dr E. Collin, qui l'a étudié dans un travail lu à l'Académie de médecine et suivi d'un rapport fait par le regretté Dr Woillez.

« Dans l'immense majorité des cas de congestion arthritique, dit l'inspecteur de Saint-Honoré, le médecin trouvera à l'auscultation un bruit imitant le râle crépitant, très fin au début, et pouvant plus tard être mélangé de râles sous-crépitants. Ce symptôme existe dans un lieu d'élection dont l'exploration est souvent négligée par bien des médecins : à la partie externe, moyenne ou inférieure du poumon, soit d'un côté, soit des deux côtés à la fois ; bruit perçu seulement à l'inspiration, souvent fugitif, pouvant être entendu alternativement d'un côté ou de l'autre, sans être habituellement accompagné de réaction et sans coïncider avec la moindre altération au cœur. »

Tel est ce moyen de diagnostic auquel le Dr E.

9.

Collin a donné le nom de *froissement pleurétique*, dont
la plupart des médecins s'accordent aujourd'hui à
reconnaître l'importance et dont notre savant maître,
M. le Dr H. Huchard, a depuis continué l'étude (1).

Ajoutons que ce signe peut non seulement permettre au praticien de faire le diagnostic différentiel
entre la congestion arthritique et le premier degré de
la tuberculose, mais que le plus souvent il peut permettre de diagnostiquer la nature arthritique d'une
affection viscérale quelconque. L'observation suivante, que nous empruntons à l'un des travaux de
notre père, en est une preuve incontestable.

« M. D..., de l'arrondissement de Charolles, a 70 ans.
C'est un ancien militaire, sa constitution a dû être très
forte, son tempérament est nerveux. Sa mère est morte
d'une affection d'estomac. Je le vois pour la première
fois le 6 juillet 1872.

Etat. — La coloration du teint est jaune-paille. Les
forces sont nulles. C'est à peine si M. D... a pu se traîner
jusqu'à mon cabinet. La toux est incessante, avec une
énorme expectoration dans laquelle on remarque de
temps à autre un peu de sang. Le malade se croit perdu
et les personnes qui l'entourent partagent la même
opinion.

Tout en étant bien convaincu, *à priori*, de l'inutilité
d'un traitement sulfureux, et n'osant l'examiner dans
mon cabinet, vu sa faiblesse extrême, je conseille à
M. D... d'aller se mettre au lit, où j'irai le voir.

A ma seconde visite, je le trouve assis sur son lit et ne
pouvant respirer que dans cette position.

(1) Voir à ce sujet la thèse de M. Lebreton, *Des manifestations pulmonaires de la goutte et du rhumatisme.*

Auscultation. — Râles sous-crépitants, de l'œdème à la base des deux poumons en arrière.

Sous le bras gauche, froissements arthritiques abondants.

J'engage le malade à avoir confiance et je lui dis que je suis très disposé à croire que l'affection dont il est atteint est une simple manifestation rhumatismale.

Il me répond alors qu'il a des rhumatismes depuis quarante ans; que la première bronchite sérieuse qu'il a éprouvée lui est venue, il y a vingt ans, à la suite d'un séjour prolongé dans ses granges, par un temps froid et humide.

Depuis cette époque, il a été pris tous les sept ou huit ans de bronchites très graves, souvent accompagnées de crachements de sang.

Il y a six ans, il est resté trois semaines au lit pour des douleurs rhumatismales aux jambes. Il y a trois ans, un lumbago l'a tenu alité pendant trois semaines.

Enfin, il y a deux mois, le bras gauche a été atteint et, pendant quinze jours environ, il n'a pu se servir de ce membre.

Je demande à M. D... si la toux était aussi fréquente alors qu'il souffrait de ses rhumatismes. Il me répond qu'elle disparaissait complètement.

Je l'assure alors que l'élément rhumatismal domine la situation et que je trouve sous le bras gauche un bruit qui me permet d'affirmer mon diagnostic.

— Là où vous entendez ce bruit, me répond-il, j'ai éprouvé en avril une douleur très forte et qui a fait croire à un commencement de pleurésie. Cette douleur m'était venue après avoir séjourné assez longtemps dans ma cave, le corps étant en sueur. C'est surtout depuis cette époque que je suis atteint de cette affreuse toux à laquelle je ne peux plus résister.

Traitement. — Le malade est tellement faible que je n'ose pas lui faire administrer une douche. Je prescris simplement des inhalations, de l'eau en boisson et des bains de pied.

Le 20 juillet. Le malade va mieux de jour en jour, la toux diminue, les forces reviennent ; il peut faire tous les jours des promenades, et il est tellement heureux qu'il en abuse et est pris d'un accès de fièvre assez sérieux.

Comme il n'habite pas loin de Saint-Honoré, et que son état le permet, je l'engage à aller se reposer chez lui, ce qu'il fait, et il revient continuer son traitement le 20 août.

L'amélioration a persisté, les forces sont revenues, il n'y a presque plus de toux.

Je prescris, outre le traitement suivi au début, une grande douche révulsive tous les deux jours. »

Réflexions. — « Cette observation, ajoute le Dr Collin, est une des plus belles que je possède. Voici, en effet, un malade qu'à première vue je regarde comme perdu : sa faiblesse est extrême, il tousse et expectore continuellement. Sa mère est morte d'une affection à l'estomac, la coloration jaune-paille indique assez une altération sérieuse des liquides. Il a de plus 70 ans ; tout enfin me fait craindre une terminaison funeste.

La découverte du froissement arthritique me donne la certitude que j'ai à combattre une congestion de nature rhumatismale, et le traitement me donne raison.

Ce malade arrive à Saint-Honoré, pâle, amaigri, sans forces, pouvant à peine se tenir debout, avouant qu'il lui est impossible de résister plus longtemps à des accès d'une toux effrayante et qui se renouvel-

lent sans cesse ; ce malade, dis-je, quitte Saint-Honoré parfaitement portant.

J'avoue, en toute sincérité, que, si je n'avais pas
constaté au lieu d'élection la présence du symptôme
caractéristique de l'arthritisme, j'aurais renvoyé le
plus tôt possible le malade chez lui, tant sa fin me
paraissait prochaine. »

Ce n'est pas seulement chez les arthritiques que
l'on peut rencontrer de ces congestions pulmonaires
simulant le premier degré de la tuberculose. Elles
peuvent exister en outre chez les herpétiques. Le
signe diagnostique dont nous avons parlé à propos
de l'herpétisme, et dont il nous a été fréquemment
donné de constater la valeur, sera dans les cas difficiles d'une importance sur laquelle nous ne saurions
trop insister.

Qu'il nous soit permis de citer quelques observations donnant une idée des bons résultats que l'on
peut retirer des eaux de Saint-Honoré dans le traitement du premier degré de la phtisie pulmonaire.

OBSERVATION XII.

*Phtisie essentielle au premier degré. Disparition de tous
les symptômes.* (Dr E. Collin.)

Madame X.,. arrive à Saint-Honoré le 20 juillet 1862, et
me remet de son médecin la lettre suivante :

« Madame, d'un tempérament sec et nerveux, n'a jamais eu d'affection sérieuse jusqu'à ces dernières années ;
aucune des personnes de sa famille ne présente d'affections des voies respiratoires. Le père et la mère sont
morts d'une apoplexie cérébrale ; elle a deux enfants
bien portants.

« Madame fut prise, en 1867, d'une pleurésie double qui mit ses jours en danger ; elle ne se rétablit que lentement, en conservant, pendant les mois qui suivirent, une matité manifeste des deux côtés de la poitrine, en arrière et en bas. En même temps persista une toux assez opiniâtre.

« Pendant l'été de l'année suivante, les symptômes morbides avaient à peu près disparu.

« En septembre 1868, la toux se montre de nouveau avec intensité et accompagnée d'hémoptysies peu abondantes, mais répétées. A cette époque, la poitrine ne présentait rien d'anormal du côté gauche, mais, à droite et en arrière, matité dans toute la hauteur du poumon.

« La respiration, forte et supplémentaire à gauche, faible et prolongée à droite pendant l'inspiration. Un peu plus tard apparurent des râles muqueux à bulles fines, qui, pendant longtemps, furent perçus seulement dans l'espace compris entre l'omoplate et la colonne dorsale. Aujourd'hui, ces râles s'entendent également sous la clavicule du même côté.

« Avec des calmants, des balsamiques, des résineux, de l'huile de foie de morue, les révulsifs cutanés furent employés sous toutes les formes.

« En dernier lieu, je fis prendre les eaux de Saint-Honoré, qui amenèrent un certain bien-être en relevant l'appétit et les forces. J'espère que madame X..., en allant prendre ces eaux à la source même, y trouvera sinon la guérison, au moins une amélioration que doit faire pressentir le bénéfice qu'elle en a déjà retiré. »

État le 20 juillet 1869. — Léger mouvement fébrile, toux fréquente, expectoration peu abondante, appétit presque nul, pas de forces, amaigrissement considérable, règles régulières, mais pauvres en quantité et en qualité.

Auscultation. — Du côté gauche, respiration puérile ;

du côté droit, diminution de la respiration ; râles sous-crépitants humides au sommet, en arrière et en avant.

Traitement. — Inhalations, douches de pieds, eau en boisson.

5 août. La malade se trouve bien, l'appétit est meilleur, les forces reviennent, la toux est moindre, et l'auscultation permet de constater une certaine amélioration ; la peau persiste cependant à être très chaude.

Je fais prendre avec une extrême prudence un bain à 33° pendant vingt minutes, dont le résultat est excellent.

10 août. Madame X... va de mieux en mieux ; ses règles sont arrivées hier sans douleur.

Le 15. Madame X... part très bien.

A l'auscultation, il n'existe plus de râles, et la respiration s'entend très bien dans le poumon droit.

Observation XIII.

Phtisie au premier degré chez un herpétique. Disparition complète des symptômes. (Dr E. Collin.)

M. D..., 28 ans, tempérament nerveux, pas d'hérédité, enfance très bonne, a eu cependant une affection de peau qui reparaît encore de temps à autre.

Il y a deux ans, fièvre intermittente dont il n'a été débarrassé qu'après plusieurs mois.

Il y a six mois, pleurésie du côté droit qui a été combattue par des révulsifs, mais qui a laissé après elle une toux qui persiste encore. Depuis cette époque, M. D... a eu quelques hémoptysies.

Arrivé à Saint-Honoré le 4 juillet 1869.

Etat. — Toux fréquente, enrouement facile, amaigrissement considérable, inappétence, insomnie, sueurs nocturnes légères.

Auscultation. — A gauche, respiration exagérée ; à

droite, matité avec absence complète de la respiration, au sommet, en avant et en arrière.

Traitement. — Inhalations, douches de pieds, eau en boisson.

8 juillet. Le malade me dit aller mieux. L'appétit revient, la toux est peut-être plus fréquente, mais l'expectoration plus facile.

Le 10. Il n'y a plus eu de sueurs nocturnes depuis le 8, appétit bon, sommeil réparateur.

Auscultation. — La respiration commence à s'entendre au sommet du poumon droit.

Le malade me fait observer que, depuis qu'il est sérieusement malade, il n'a plus vu trace de son eczéma.

Le 15. Le malade se plaint d'avoir, depuis hier, une fièvre continuelle; le pouls est de 120 pulsations.

A l'auscultation, je trouve le poumon droit complètement débarrassé et la respiration est parfaite là où on ne l'entendait pas.

Je prescris un bain de vingt minutes, après lequel le malade se trouve bien. Son pouls est descendu à 88; le bain sera renouvelé chaque jour.

Le 23, M. D... quitte Saint-Honoré, enchanté comme moi du résultat obtenu. A l'auscultation, la respiration est parfaite.

OBSERVATION XIV.

Phtisie au premier degré chez un scrofuleux. Disparition de tous les symptômes pulmonaires. (Dʳ E. Collin.)

M. X..., 31 ans, lymphatique, faible constitution, enfance maladive, gourmes, adénites cervicales, etc., est atteint, depuis deux ans, d'une tumeur strumeuse du genou droit.

Il y a dix-huit mois, il a été pris d'une toux qui n'a

fait qu'augmenter depuis, qui a été accompagnée d'un amaigrissement considérable et d'une lassitude extrême ; à deux reprises différentes, M. X... a eu du sang dans ses crachats, mais jamais d'hémoptysie sérieuse.

Arrivé à Saint-Honoré le 20 août 1868.

Auscultation. — En arrière et en avant, des deux côtés et aux sommets, diminution considérable de la respiration, surtout à droite, où l'oreille a peine à l'entendre si le malade ne fait pas une forte respiration. Dans ce cas, la respiration est très rude et accompagnée de légers craquements.

Traitement. — Inhalations, douches de pieds, boisson ; plus tard, bains.

14 septembre. M. X... quitte l'établissement en bon état ; *la respiration est parfaite des deux côtés;* la tumeur du genou n'a pas diminué. Je conseille une nouvelle saison, et j'engage le malade à me donner de ses nouvelles.

Réflexions. — « Je n'ai plus revu ce malade, dit le Dr Collin, chez lequel j'aurais voulu soigner la tumeur du genou, dont je n'avais pas pu m'occuper d'une manière spéciale.

Si, entre beaucoup d'autres, j'ai choisi l'observation précédente, c'est que je désirais qu'il n'y eût aucun doute sur la nature de l'affection.

Cette forme de la phtisie est très insidieuse; elle existe quelquefois chez des personnes qui ont toute l'apparence d'une santé florissante, et l'auscultation seule peut permettre au médecin de porter un diagnostic certain. D'un autre côté, sa marche est plus lente et laisse plus de prise au traitement. C'est aussi dans cette forme, je le répète, que l'on obtient

les plus sérieux résultats par la médication sulfureuse. »

2. *Second degré*. — Sans parler des autres moyens
hydriatiques, les inhalations sulfureuses de Saint-
Honoré sont précieuses à cette époque de la tuberculisation.

On doit, à cette période de la tuberculose, s'occuper non seulement de l'état général, mais encore des
altérations qui se passent du côté du poumon.

La première indication sera naturellement plus
difficile à remplir que pendant la période de crudité
du tubercule, parce que l'état général aura plus souffert, que la constitution sera plus altérée, et que les
bains entiers ne pourront pas être administrés avec
autant de sécurité chez des malades pour lesquels il
faut craindre les moindres refroidissements. Heureusement l'inhalation vient encore, dans ce cas, nous
porter un secours efficace en rétablissant les fonctions
de la peau.

Les inhalations sulfureuses, en calmant par leur
effet sédatif la sub-inflammation du tissu pulmonaire,
peuvent arrêter une fonte tuberculeuse trop rapide,
ou la limiter dans sa marche.

Quelquefois, chez certains phtisiques, chez les scro-
fulo-tuberculeux, par exemple, il faut que l'inhalation vienne produire sur la lésion morbide une douce
stimulation.

Dans ces cas on peut arriver jusqu'à la période de
retour, et quelquefois jusqu'au début de la période
d'excitation, sauf à combattre aussitôt cette dernière

si elle venait à dépasser les limites qu'on a voulu lui imposer.

Mais que de soins, que d'expérience il faut avoir pour manier cette arme à deux tranchants qu'on appelle *inhalation*. Aussi que d'accidents ne voit-on pas survenir chez des malades mal conseillés ou qui prétendaient pouvoir se servir seuls de cette médication puissante, mais aussi bien dangereuse dans des mains inexpérimentées.

Il n'est pas rare de voir survenir, à la suite du traitement, un léger mouvement fébrile alors qu'on est allé jusqu'à la stimulation. C'est au médecin à savoir s'arrêter à temps, à revenir à l'action sédative de l'inhalation, et quelquefois à la supprimer elle-même complètement pendant un ou deux jours, en ayant soin, par des douches révulsives sur les extrémités inférieures, de faire disparaître ou diminuer au moins la congestion pulmonaire.

A la suite de ce traitement on peut voir le malade reprendre des forces, les sueurs devenir moins abondantes, les signes stéthoscopiques et plessimétriques diminuer, tandis que l'expectoration est modifiée, ainsi que l'état catarrhal des bronches.

Dans ces cas heureux, et ils sont fréquents à Saint-Honoré, on ne saurait engager trop vivement le malade à passer l'hiver dans le Midi, pour que la guérison commencée à Saint-Honoré puisse se terminer facilement.

C'est surtout à ce degré de la phtisie pulmonaire qu'on peut voir survenir des améliorations surprenantes, en même temps que l'apparition d'affections dartreuses supprimées, alors que les symptômes pulmonaires avaient coïncidé avec cette suppression plus ou moins ancienne.

Le Dr C. Allard avait parfaitement remarqué dans ces cas les avantages du traitement des eaux de Saint-Honoré. « La deuxième période de la phtisie pulmonaire, dit-il, compliquée d'herpétisme, etc., est celle pour laquelle les eaux de Saint-Honoré sont surtout indiquées. »

Tout en tenant grand compte des effets des eaux de Saint-Honoré dans la phtisie liée à une constitution arthritique ou herpétique, c'est surtout lorsque l'affection sera sous la dépendance du lymphatisme ou de la scrofule que l'on obtiendra à Saint-Honoré des résultats sérieux et durables.

3. *Troisième degré.* — Tous les médecins de Saint-Honoré s'accordent à reconnaître que ces eaux n'ont aucune action thérapeutique sur la phtisie pulmonaire arrivée à cette dernière période.

Dans ces conditions nous croyons qu'il serait coupable de conseiller les eaux minérales aux malades, et que, la guérison ne pouvant être espérée, loin de les astreindre aux fatigues du voyage qu'ils braveraient cependant volontiers tant est profonde l'illusion qu'ils se font le plus souvent sur leur état, il vaut mieux les laisser aux soins et à l'affection de leur famille.

Terminons cette étude de la phtisie à Saint-Honoré, étude que nous n'avons pu, à notre grand regret, faire d'une manière complète, en donnant deux ob-

servations qui montreront l'amélioration notable que
peuvent produire les eaux de Saint-Honoré dans le
second degré de la phtisie pulmonaire.

OBSERVATION XV.

Phtisie au second degré. Amélioration très sensible.
(Dʳ E. Collin.)

M. X..., 40 ans, tempérament lymphatique, faible constitution, a eu depuis quelques années plusieurs pneu-
monies.

Depuis trois mois, la toux est devenue plus fréquente
et les forces ont diminué en même temps que survenait
un amaigrissement considérable.

Etat à son arrivée le 3 août 1868. — Maigreur excessive, toux opiniâtre, habituellement sèche dans la journée,
mais suivie la nuit et le matin d'une abondante expectoration ; inappétence, sueurs nocturnes depuis un mois.

Auscultation. — Au sommet à droite, submatité avec
résonance de la voix, faiblesse du murmure respiratoire ;
au-dessous de la clavicule à droite, râles caverneux.

A gauche au sommet et en avant, diminution du bruit
respiratoire, craquements secs.

Traitement. — Inhalations, douches de pieds, eau en
boisson.

10 août. La respiration est meilleure.

Quoi qu'en dise le malade, l'expectoration est plus facile, les sueurs nocturnes persistent.

Le 14. Le malade avoue enfin un mieux sensible. Il est
plus fort, dort une partie de la nuit, l'appétit est meilleur, moins de sueurs.

A l'auscultation, je constate une amélioration sérieuse
des deux côtés.

Le 24. Le malade part très content. Je ne trouve plus à

l'auscultation que des râles sous-crépitants très fins dans la fosse sous-épineuse et sous la clavicule droite.

OBSERVATION XVI.

Phtisie au second degré. Grande amélioration.
(Dr E. Collin.)

Madame X... est arrivée à l'âge de la ménopause, elle est atteinte depuis bien des années de bronchites répétées, accompagnées depuis quelque temps d'hémoptysies légères, mais fréquentes, qui ont fait craindre d'autant plus qu'il y a dans la famille des antécédents fâcheux.

A la suite de son état de faiblesse est survenue une névrose qui a eu pour siège la plupart des grands appareils de l'économie et qui souvent s'est compliquée d'accidents hystériformes des plus variés. Puis, phénomènes du côté des centres céphalo-rachidiens : faiblesse des muscles. engourdissements, crampes.

Depuis longtemps, des accidents sérieux se sont manifestés à la poitrine, du côté droit surtout et particulièrement au niveau de la fosse sus et sous-épineuse, matité, respiration prolongée, râles crépitants humides.

Tels sont les renseignements que me donne le médecin qui m'adresse la malade.

Arrivée à Saint-Honoré le 20 août 1869.

Etat. — Maigreur extrême, état nerveux porté à son summum d'intensité, toux fréquente, expectoration abondante et caractéristique, insomnie, sueurs nocturnes, diarrhée.

Percussion. — Matité aux deux sommets en avant et en arrière.

Auscultation. — En arrière à gauche, dans la fosse sous-scapulaire, râles crépitants humides ; en arrière à droite, râles cavernuleux.

En avant, des deux côtés, respiration rude et expiration prolongée.

Traitement. — Inhalations, douches révulsives sur les pieds. Boisson.

Le 24. Quelques filets de sang dans les crachats.

Le 26. Va mieux, un peu de diarrhée, l'eau sulfureuse sera mélangée à du sirop de gomme.

Le 31. Mieux manifeste, toux moindre, expectoration plus facile et mieux aérée, plus de diarrhée, état nerveux extraordinaire contre lequel je prescris un bain de 20 minutes qui est bien supporté et soulage la malade.

10 septembre. Le mieux se confirme. Madame X... a confiance et espère guérir.

Le 15. La malade quitte Saint-Honoré dans un état relativement très bon.

L'auscultation ne constate absolument que de la faiblesse du murmure respiratoire du côté droit surtout, appétit excellent, bon sommeil.

Cette observation est d'autant plus concluante que le Dr E. Collin revit madame X... deux ans après, et qu'il put constater à ce moment chez cette malade une amélioration progressive dont elle rapportait tous les avantages aux eaux de Saint-Honoré.

II. Affections de la peau.

Quelle que soit l'école à laquelle appartiennent les auteurs de pathologie cutanée, presque tous admettent l'existence d'une corrélation intime entre les affections de la peau et les états diathésiques divers.

Bazin, dans sa classification des lésions cutanées, avait sacrifié presque complètement l'élément local à l'élément diathésique. M. le professeur Hardy, M. Hebra, de Vienne, ont été les promoteurs de la réaction qui s'opère aujourd'hui contre le procédé trop exclusif de généralisation, défendu avec tant de talent par le médecin de Saint-Louis.

On tend aujourd'hui à revenir aux idées de Biett et de Willan, et à rendre aux indications fournies par la lésion elle-même l'importance thérapeutique que l'on ne saurait lui refuser.

Il faut cependant, croyons-nous, faire une part égale aux indications de la maladie : la diathèse, et à celles de l'affection : la lésion cutanée. C'est en combattant l'état général, tout en s'efforçant de modifier la dermatose, que l'on pourra retirer de la thérapeutique hydrominérale tous les avantages que l'on est en droit d'exiger d'elle.

Au point de vue du traitement des affections cutanées par les eaux de Saint-Honoré, on peut les diviser en deux groupes principaux :

1º Les affections humides et suintantes ;

2º Les affections sèches, papuleuses et squameuses.

L'eau de Saint-Honoré est d'une efficacité bien plus grande contre les formes humides que contre les formes sèches, qui sont cependant modifiées très heureusement par le traité hydrominéral.

Elle a joui de tout temps dans la contrée et dans les départements voisins d'une réputation bien grande contre les maladies de la peau, et les gens du pays citent encore certains faits dont ils ont été témoins alors qu'il n'existait que de simples ouvertures sur l'emplacement des puits romains dans lesquels les malades des environs venaient se baigner.

La tradition nous apprend qu'à cette époque « on recueillait dans ces sources du limon et des fucus fort vantés pour le traitement de certaine éruption, souvenir des croisades, appelée en idiome morvandeau *geudre*, c'est-à-dire *mal de Judée*, du vieux mot *geû*, signifiant juif au moyen âge. Maintenant encore il n'est pas rare de voir de braves gens amassant, dans le trop-plein des sources, ample provision de ces fucus qu'ils nomment des mousses d'eau (1). »

Bacon et Pillien vantent ces eaux contre les maladies cutanées et citent des observations à l'appui. Il est fâcheux qu'ils n'aient pas précisé quelle espèce de dartres ils avaient vu guérir. Si l'on en juge cependant par ce que dit le premier de ces médecins, ce serait une affection arthritique qu'il aurait choisie pour faire connaître les vertus de nos eaux ; voici ce qu'il a dit en effet : « M. Martin, vétéran, demeurant à Château-Chinon, était rongé de *dartres et rempli de douleurs*. Après avoir employé beaucoup de remèdes et pris les eaux minérales d'Aix-la-Chapelle, il a été obligé d'avoir recours à celles de Saint-Honoré, dont il a obtenu une entière guérison. »

Pillien cite un cas de dartres humides, ce qui prouverait assez qu'à cette époque comme aujourd'hui c'était encore dans ces cas que l'on obtenait les plus beaux succès : « M. de T..., dit-il, âgé de soixante-sept ans, avait contracté l'habitude du plaisir et de l'exercice,

(1) Collinet Charleuf, *loc. cit.*

lorsque des circonstances le forcèrent à vivre dans la retraite et l'isolement. Les fonctions de la digestion et de la transpiration ne tardèrent pas à éprouver l'influence de ce nouveau régime.

Des démangeaisons très vives se firent bientôt sentir aux deux mollets, où parurent en peu de temps deux larges dartres *squameuses humides*.

Différents remèdes avaient été employés. M. de T... ressentait des douleurs atroces et des démangeaisons insupportables lorsqu'il se rendit à Saint-Honoré ; il y prit les eaux sous toutes les formes, pendant deux saisons consécutives, et sa guérison fut complète. »

L'état d'acuité plus ou moins considérable de la dermatose est une des sérieuses indications que doit suivre le médecin dans l'emploi des eaux de Saint-Honoré. Si ces eaux ne sauraient donner toujours de bons résultats, lorsque l'affection psorique est à sa période aiguë, on les emploie toujours avec succès dans la période subaiguë.

Quelquefois, chez les herpétiques surtout, l'excitation produite au début par les eaux de la Crevasse devient trop intense ; dans ce cas, on aura recours avec succès à l'eau des Romains, qui, moins excitante parce qu'elle contient moins d'hydrogène sulfuré, ramènera le calme, agira sur l'éréthisme cutané et permettra de revenir sans danger à l'eau de la Crévasse.

Le traitement cutané devra marcher de pair avec le traitement interne. Tout en modifiant la lésion par l'action de l'arsenic ou du soufre, selon que l'on aura plus particulièrement recours au premier ou au second, il ne faudra pas négliger de s'attacher en même temps à l'état diathésique.

Les eaux de Saint-Honoré agissent, croyons-nous, contre les dermatoses, et par leur soufre, et par leur arsenic.

Le soufre agit par les composés sulfurés tenus en dissolution dans l'eau des bains et l'acide sulfhydrique que dégage cette eau. Son action est locale et substitutive.

L'hydrogène sulfuré agirait en outre par absorption cutanée (*Seigen, de Vienne*), et, d'une façon générale, par inhalation pulmonaire, sur la diathèse dont la lésion cutanée porte l'empreinte.

L'arsenic vient ajouter son action sur la peau à celle de l'hydrogène sulfuré, par son élimination sous forme d'arsénite ou d'arséniate alcalins ; il modifie les sécrétions cutanées et détruit les éléments embryo-plastiques des dermatoses (*Binet*).

Les moyens hydriatiques employés dans le traitement de ces affections sont l'eau en boisson, les grands bains, les bains de vapeur, les douches générales et les douches locales mobiles, et l'inhalation.

Inutile d'ajouter que le mode de balnéation, la température et la durée des bains, des douches, des séances d'inhalation, devront varier suivant la dermatose à combattre, le tempérament, l'état général du sujet.

Il n'est pas rare de voir les malades après quelques bains se croire radicalement guéris et s'abandonner à la joie que leur cause un succès si prompt, mais il faut alors avoir bien soin de les prévenir que cette guérison n'est qu'apparente, et le résultat vient confirmer ces prévisions, car une recrudescence est presque toujours la règle, et ce n'est que petit à petit que le malade obtient une guérison définitive.

Une seule saison ne saurait suffire à débarrasser un malade d'une dermatose suintante et à plus forte raison d'une affection cutanée à forme sèche. L'observation suivante montre, il est vrai, la guérison rapide d'un eczéma généralisé, mais il est bien probable que le malade dont il est question ne fut pas débarrassé pour toujours de son eczéma.

Observation XVII.

Eczéma généralisé. — Guérison. (Dr E. Collin.)

M. B..., de la Nièvre, 64 ans, forte constitution, tempérament sanguin, dit avoir eu la gale il y a trente ans et avoir toujours ressenti quelques démangeaisons depuis cette époque.

Aujourd'hui, le corps est couvert presque complètement de squammes grisâtres plus ou moins épaisses et imbriquées les unes sur les autres. C'est depuis le mois d'octobre que la maladie présente les symptômes généraux les plus graves : insomnie, inappétence, abattement général. M. B... est souvent forcé de se lever la nuit et de s'exposer au froid pour diminuer le prurit qui le prive de sommeil.

Arrivé le 28 mai 1868.

Bains, boissons, douches de vapeur, grandes douches.

10 juin. Partout où la démangeaison était le plus vive,

il existe aujourd'hui une véritable décoloration de la peau ; mais le prurit a complètement disparu.

Le 18. M. B... quitte Saint-Honoré sans traces de son affection, et rien ne peut donner une idée du contentement de ce malade que je n'ai plus revu depuis.

OBSERVATION XVIII.

Eczéma de la face et du cou. — Prurigo de la vulve. — Guérison. (Dr E. Collin.)

Madame X..., tempérament nerveux lymphatique, faible constitution ; pas d'hérédité ; a eu dans sa première enfance de l'impétigo au cuir chevelu, mais jamais rien à la face.

Les règles irrégulières n'ont jamais été représentées que par un léger écoulement à peine coloré.

Il y a cinq ans environ, madame X... a eu sur le cuir chevelu une éruption de courte durée.

Il y a dix-huit mois, la face et le cou ont été recouverts de plaques eczémateuses.

Arrivée à Saint-Honoré le 10 juin 1869, madame X..., outre les accidents dont je viens de parler et qui la défigurent complètement, est atteinte d'un prurigo très douloureux à la vulve et d'une constipation opiniâtre.

Bains avec douche locale mobile ; boisson.

20 juin. Il existe déjà une grande amélioration, les règles sont devenues régulières.

Le 30, madame X... quitte l'établissement en parfait état de santé et n'ayant absolument plus rien ni sur le cou ni sur la face. Les règles ont paru plus abondantes et plus colorées que d'habitude.

Nous lui conseillons de venir faire, l'année suivante, une seconde saison, et l'engageons à faire usage, pendant l'hiver, de l'eau transportée de Saint-Honoré.

10.

En 1870, madame X... revient à Saint-Honoré le 11 juin. Elle me dit avoir passé un excellent hiver, avoir été bien mieux réglée, et, chose qu'elle n'avait jamais éprouvée depuis le début de sa maladie, l'exercice a toujours été suivi d'une transpiration facile. Elle attend son époque vers le 13.

Le 15. Réglée deux jours et abondamment.

Partie parfaitement portante le 25.

OBSERVATION XIX (personnelle).

Psoriasis guttata généralisé. — Guérison.

M. B..., 25 ans, constitution très faible, tempérament nerveux lymphatique. Pas d'hérédité. Depuis trois ans a fait deux pleurésies. Le début de l'éruption pour laquelle il vient à Saint-Honoré aurait coïncidé avec la guérison de la dernière. Arrivé le 15 juillet 1883. Bains, douches de vapeur, douches écossaises, boisson. Après vingt-deux jours de traitement on constate une légère amélioration dans son état.

En 1884, le 20 juin, M. B... revient faire une seconde saison. L'état général est meilleur, les bras et les jambes présentent encore quelques plaques de psoriasis.

Bains, boisson, douches.

Le 10 juillet, M. B... part très bien guéri.

OBSERVATION XX (personnelle).

Pityriasis versicolor. — Guérison.

M. X..., 25 ans, tempérament sanguin, forte constitution. Pas d'hérédité. Depuis trois ans, éruption de pityriasis versicolor, siégeant surtout au niveau des hanches et sur la poitrine.

Arrivé à Saint-Honoré le 20 juillet 1883. Bains, boisson.

Après douze jours de traitement, l'éruption commence à pâlir. Part le 7 août, l'éruption ayant presque totalement disparu. Nous lui conseillons une seconde saison.

M. X... revient à Saint-Honoré le 1er juillet 1884, et nous dit que son éruption a reparu au mois de janvier.

Actuellement le pityriasis occupe la poitrine, le dos et la partie supérieure des bras. Légères douleurs à l'épaule gauche. A l'auscultation, diminution en nappe du bruit respiratoire en arrière et à droite.

Bains suivis de grandes douches, boisson, douches de vapeur.

Départ le 20 juillet, amélioration considérable ; l'éruption n'est presque plus visible.

Le 10 septembre. M. X... revient à Saint-Honoré. Même traitement. Bains prolongés, eau de la Crevasse en boisson. Grandes douches.

Le 20. M. X... quitte Saint-Honoré. L'éruption a complètement disparu et ne s'est plus reproduite depuis.

Le 15 décembre 1885 nous recevions une lettre de M. X..., par laquelle il nous faisait part de la joie qu'il éprouvait en se voyant absolument débarrassé de cette désagréable affection.

III. Affections utérines.

Nous avons dit, en parlant de l'action physiologique des eaux de Saint-Honoré, qu'elles activaient la menstruation, c'était assez faire prévoir leur utilité dans les cas d'*aménorrhée* ou de *dysménorrhée*.

Au moment de la puberté, cette fonction qui domine la pathologie de la femme ne s'établit pas toujours d'une manière régulière, aussi voit-on souvent

des affections sérieuses naître à cette époque de la
vie.

Les bains, l'eau en boisson, les douches ne tardent
pas à être suivis d'un heureux résultat en reconstituant le malade, en augmentant la richesse du sang,
en même temps qu'une poussée plus efficace vient se
faire vers les organes.

Dans un grand nombre de maladies, la suppression
des menstrues est toujours l'indice d'une aggravation,
de même que le retour de la fonction est certainement le point de départ d'une amélioration notable,
sinon d'une guérison complète.

Il peut arriver qu'à la suite d'une imprudence pendant l'époque menstruelle, la femme voie tout à coup
le sang se frayer une autre route. C'est habituellement par les muqueuses que se fait cette hémor-
ragie supplémentaire, et, si l'écoulement du sang
n'est pas la suite de cette déviation, toujours est-il
qu'une congestion sérieuse en est la conséquence et
peut amener après elle des affections graves pour
celui des organes qui a été atteint.

Cela est d'autant plus facile à comprendre que,
*c'est presque toujours vers l'organe qui présentait déjà
un surcroît de vitalité que se fait la congestion.*

On a pu observer à Saint-Honoré bien des cas pareils à ceux que nous signalons ici, et on les a toujours vus céder avec le retour de la fonction supprimée ou déviée.

Ainsi, bon nombre de prétendues laryngites, accompagnées chez de jeunes filles d'une extinction
plus ou moins complète de la voix et survenant à la

suite d'une diminution de l'écoulement ménstruel, ne sont pas autre chose que de simples congestions de la muqueuse laryngienne ; la laryngoscopie en donne la preuve évidente. Que les règles, à la suite du traitement hydrominéral, soient augmentées, l'on voit bientôt la coloration foncée de la muqueuse disparaître et, avec le retour de la voix, les cordes vocales elles-mêmes qui participaient à cette rougeur congestive, reprendre leur coloration première.

Les eaux de Saint-Honoré donnent de très bons résultats dans les métrites chroniques catarrhales des herpétiques et surtout des femmes en puissance de diathèse scrofuleuse.

« On observe surtout le catarrhe utérin sous l'influence du lymphatisme, dit *Desplans* (1), les engorgements volumineux du col avec tendance à l'ulcération chez les scrofuleux, le catarrhe vaginal avec érosion superficielle chez les herpétiques, et enfin les congestions douloureuses ou avec névralgie chez les rhumatisants. »

« Les affections chroniques de la muqueuse qui tapisse les conduits utéro-vaginant, dit M. A. Rotureau (2), guérissent aussi presque toujours après une cure à Saint-Honoré. La boisson, les bains et les douches, mais surtout les injections vaginales avec l'appareil qui s'adapte à l'ouverture de la paroi inférieure des baignoires, doivent faire la base du traitement. »

---

(1) Desplans, *les Eaux sulfureuses sodiques.*
(2) *Des principales eaux minérales de l'Europe*, p. 300.

Selon les indications fournies par la lésion, des injections d'eau de Saint-Honoré, des grands bains, des douches vaginales, accompagnées ou non de cautérisations légères, aidées par un traitement dirigé contre la diathèse dont la lésion utérine est la manifestation, pourront la modifier très heureusement. On sait quelle relation étroite existe entre l'utérus et le larynx, nous venons de montrer que la congestion de ce dernier organe succédait souvent à des troubles menstruels, ajoutons qu'il n'est pas rare de voir survenir, chez les herpétiques surtout, une métrite catarrhale accompagnée quelquefois d'ulcération du col, chez des femmes qui voient disparaître, par le fait du traitement, une éruption qui souvent réapparaît quand a été modifiée la lésion utérine.

Nous croyons qu'il faut être d'une grande prudence dans l'administration des eaux de Saint-Honoré chez les femmes qui ont une tendance à la congestion utérine ou dont l'utérus est déjà congestionné. Dans les cas de néoplasmes utérins, chez les femmes au moment de la ménopause, on a pu constater des hémorragies utérines très difficiles à arrêter à la suite d'un usage inconsidéré de ces eaux.

Observation XXI.

Catarrhe utérin avec engorgement du col et accidents nerveux consécutifs. Grande amélioration. (E. Collin.)

Madame X..., 35 ans, lymphatique, malgré une apparence de constitution très forte, est atteinte habituellement, et pour les moindres infractions aux règles de l'hygiène, de bronchites plus ou moins opiniâtres, d'angines simples ou pultacées, de douleurs rhumatismales, enfin d'accidents utérins caractérisés par une leucorrhée abondante, et de l'engorgement du col accompagné d'ulcérations qui ont été cautérisées déjà plusieurs fois.

Outre cette grande susceptibilité des muqueuses, un ébranlement nerveux considérable a été le résultat des souffrances utérines, et la malade éprouve souvent des douleurs névralgiques excessivement vives.

Les époques sont représentées tantôt par de véritables pertes, tantôt au contraire par un écoulement peu abondant et dont la venue est très douloureuse.

L'appétit est très capricieux, les digestions difficiles; il existe une constipation habituelle.

Arrivée à Saint-Honoré en juin 1868.

Inhalations, boisson ; plus tard, bains avec douches utérines.

Le traitement, qui a duré trente-trois jours, a été suivi d'un bon résultat.

L'état général s'est grandement amélioré ; les digestions sont devenues plus faciles et l'appétit meilleur, l'engorgement du col est moindre et la leucorrhée a presque complètement disparu.

Les douleurs névralgiques, conséquence de l'engorgement, sont aujourd'hui, au dire de la malade, très supportables. Enfin, madame X... a quitté l'établissement très contente du résultat obtenu, et m'a fait l'honneur de m'écrire l'hiver suivant que ce résultat persistait toujours.

IV. L'enfance à Saint-Honoré.

Ce que nous avons dit de l'action des eaux de Saint-Honoré, dans le traitement des manifestations du lymphatisme et de la scrofule, peut également s'ap-

pliquer à la prophylaxie de ces deux états diathésiques.

Saint-Honoré jouit, en effet, d'une vieille renommée, que lui ont value les résultats obtenus au point
de vue de la prophylaxie des manifestations diathésiques chez les enfants, et dans le traitement de certains accidents consécutifs aux affections de leur âge.

Chaque saison en ramène un grand nombre dans
cette station, où ils viennent puiser de nouvelles
forces et demander la santé que ne sauraient leur
donner les conditions hygiéniques déplorables dans
lesquelles l'enfant vit le plus souvent dans les grandes
villes.

On ne saurait trop déplorer que les exigences de
la vie actuelle privent l'enfant, au moment où il en
aurait le plus grand besoin, de l'aide puissante que
fournirait à l'évolution de son jeune organisme l'air
pur respiré à pleins poumons, l'exercice et la vie au
grand air.

Renfermé entre les murs d'un lycée ou d'un col-
lège, vivant dans des conditions d'hygiène que l'on
s'efforce avec raison de rendre de jour en jour meilleures, mais que l'agglomération forcée rend bien difficiles, l'enfant indemne de tout état diathésique subit
lui-même les nombreux désavantages de cette vie en
commun qui, d'un autre côté, favorise l'éclosion des
germes morbides dans cette période de l'enfance si
difficile à traverser.

Soit que l'on ait à combattre chez les enfants un
lymphatisme exagéré ou les manifestations de la
scrofule confirmée, soit que, dépourvus de tout vice

héréditaire, mais affaiblis par un travail au-dessus de leurs forces ou par les maladies dont ils ont été atteints, ils aient besoin d'être simplement fortifiés, les eaux de Saint-Honoré se prêtent d'une façon toute particulière à ces diverses indications.

Il serait hors de propos, après ce que nous avons dit des relations existant entre la scrofule, l'herpétisme, l'arthritisme et la tuberculose, d'insister sur la prophylaxie de cette terrible maladie chez les enfants strumeux.

Les eaux de Saint-Honoré, qui possèdent une action incontestée dans le traitement de la phtisie confirmée, n'offrent pas moins de ressources en modifiant le terrain dans lequel pourrait éclore le germe héréditaire de cette maladie, qu'il est le plus souvent facile de prévenir, plus difficile d'enrayer et bien rare de guérir.

De tous les moyens hydriatiques employés à Saint-Honoré dans la prophylaxie chez l'enfant, des affections qui menacent l'adolescence ou l'âge mûr, les bains de piscine sont un de ceux qui fournissent les meilleurs résultats.

Dans la piscine de Saint-Honoré les enfants se livrent à des exercices salutaires qui développent leurs muscles, dilatent leur poitrine, activent la circulation et permettent à la sortie du bain une réaction bienfaisante.

La durée du bain de piscine ne devra pas dépasser, chez les enfants, plus de 10 à 15 minutes, sous peine de voir survenir des céphalalgies, des étourdissements et parfois des vertiges.

En effet, malgré une aération aussi parfaite que possible, l'enfant n'en est pas moins plongé au milieu d'un air plus ou moins chargé d'hydrogène sulfuré.

La durée des bains ordinaires pourra sans danger être plus considérable, car l'eau ne se renouvelle pas dans les baignoires, les besoins du service exigent souvent l'ouverture de la porte des cabinets, et comme presque toujours la fenêtre est plus ou moins ouverte, il s'établit rapidement un courant d'air qui débarrasse l'appartement du gaz hydro-sulfurique qui s'y trouve contenu.

Dans la piscine, au contraire, l'eau est courante, les exercices plus ou moins violents auxquels se livrent les enfants, battent l'eau, la divisent, d'où un dégagement considérable de gaz et une absorption plus facile.

L'inhalation prudente de ce gaz peut donner également chez les enfants d'excellents résultats. L'eau en boisson ne produit chez eux que des effets très limités, étant donnée l'impossibilité où l'on se trouve de la leur prescrire autrement qu'à de très petites doses.

L'inhalation, au contraire, permet de leur faire absorber les principes minéralisateurs qui modifient promptement la prédisposition catarrhale des voies respiratoires, si fréquente chez les enfants lymphatiques ou scrofuleux.

L'action reconstituante de l'arsenic pour lequel, ainsi que l'a fait remarquer M. Jules Simon, les enfants possèdent une si grande tolérance, l'action sti-

mulante du soufre sur la peau et sur tous les phénomènes nutritifs, l'air tonique et vivifiant respiré à
Saint-Honoré, donnent de très bons résultats chez les
enfants en puissance de scrofule confirmée, se manifestant par des engorgements ganglionnaires, des
bronchites catarrhales, des lésions cutanées ou osseuses.

Ces eaux sont encore d'une grande utilité pour
combattre ces accidents fréquents (*adénopathie trachéobronchique, congestion chronique des poumons*) que laissent après elles les maladies infantiles.

A propos du traitement de la congestion chronique
des poumons par les eaux de Saint-Honoré, nous
sommes heureux de citer l'observation suivante que
nous trouvons dans un des nombreux travaux de
M. le Dr Bouchut (1).

« L'un de ces faits est encore présent à ma mémoire. Il
est relatif à une petite fille de cinq ans, récemment guérie
de la coqueluche et ayant à chaque instant la fièvre sans
motif appréciable. Comme elle toussait toujours un peu et
qu'elle était très maigre et sans appétit, je fus prié par
ses parents de lui donner une consultation. La percussion
m'apprit qu'il y avait de la matité dans la fosse sus-épineuse droite, et en même temps que la respiration faible
était suivie du bruit d'expiration prolongée et accompagnée de retentissement de la voix. Plusieurs examens
donnèrent le même résultat. Au bout de six mois les
choses n'avaient pas changé ; je l'envoyai aux eaux de
Saint-Honoré, dans la Nièvre, ce qui produisit le plus grand

(1) Dr E. Bouchut, *De la congestion chronique des poumons.*

bien sans enlever le mal. Il fallut une seconde saison d'eau l'année suivante, et l'enfant a guéri. »

Ajoutons qu'il faudra administrer avec une grande prudence les eaux de Saint-Honoré chez ces jeunes malades, et que ce serait une excellente précaution à prendre que de diviser en deux périodes la durée du traitement qu'on leur fera subir. On évitera de la sorte de graves accidents que la force réactionnelle si vive de leur jeune organisme pourrait souvent déterminer.

§ 3. *Contre-indications des eaux de Saint-Honoré-les-Bains.*

Si l'on consulte les différents ouvrages écrits sur les contre-indications des eaux sulfureuses, on y trouve des détails très circonstanciés sur les maladies traitées avec succès, et c'est à peine si quelques lignes viennent avertir le praticien des dangers que cette médication peut, dans certains cas, entraîner après elle.

Nous savons bien que, par le temps d'indépendance qui court, le médecin est souvent consulté par un malade qui a définitivement arrêté dans son esprit à quelles eaux minérales il se rendrait.

D'un autre côté, certains malades, esprits forts autant que sottement parcimonieux, croient pouvoir se passer des conseils d'un médecin.

Partant de ce principe aussi faux que répandu, que le traitement hydriatique peut chez tous les individus produire les mêmes résultats thérapeutiques, ils s'instituent eux-mêmes un traitement, ou suivent celui que le médecin a conseillé aux gens qu'ils fréquentent.

De là peuvent résulter des accidents plus ou moins graves.

Ces accidents surviennent-ils, le malade les met bien entendu sur le compte des eaux, lorsqu'il devrait s'en prendre à lui-même; nous n'avons pas à nous en occuper ici.

On ne saurait contester cependant que, si l'on peut retirer de très bons résultats du traitement des affections chroniques par les eaux minérales, leur administration inconsidérée peut, dans bien des circonstances, faire courir de sérieux dangers.

Le médecin qui conseille une eau minérale, aussi bien que celui qui l'applique, doit connaître parfaitement les effets heureux ou nuisibles qu'elle peut produire; le premier ne doit pas la conseiller à la légère, et le second l'appliquer sans discernement. Il y a là pour tous les deux une question de responsabilité des plus graves.

Ce travail ne saurait être complet si nous ne disions en quelques mots quels sont les états pathologiques qui contre-indiquent d'une façon *plus ou moins absolue* l'emploi de ces eaux.

On ne saurait faire, en effet, un exposé *complet* des contre-indications d'une eau minérale. Tel mode de traitement nuisible chez un individu peut, au contraire, donner chez tel autre de bons résultats, et cette variété d'action est d'autant plus facile à obtenir que la composition chimique d'une eau minérale et ses moyens d'administration bien connus par le médecin permettent de l'appliquer suivant les indications fournies par le malade. Tel est l'avantage que présentent les eaux de Saint-Honoré; nous croyons l'avoir du reste suffisamment démontré.

La lecture attentive et réfléchie de tous les travaux dont ces eaux ont été l'objet, l'opinion d'un médecin qui, depuis vingt-cinq ans, a donné ses soins dans cette station à un nombre considérable de malades, nous permettent d'établir, ainsi que nous allons le faire, les contre-indications des eaux de Saint-Honoré.

Ces eaux sont le plus souvent contre-indiquées :

1° Dans les périodes d'acuité de la *goutte* et du *rhumatisme*;

2° Chez les goutteux et les rhumatisants *sthéniques* vigoureux, dans la force de l'âge et de leur diathèse;

3° Chez les malades atteints de maladies du *cœur* ou des *gros vaisseaux* et dans les affections pulmonaires symptomatiques de l'une ou l'autre de ces lésions;

4° Dans les différentes affections accompagnées de fièvre continue, d'éréthisme nerveux considérable;

5° Chez les *phtisiques* :

Dans les cas de tuberculose aiguë ou à marche rapide;

Quand ils présentent des phénomènes fébriles intenses, des sueurs très abondantes, une tendance excessive à l'hémoptysie;

Lorsqu'ils en sont arrivés à la période *cavitaire* de cette maladie;

6° Chez les malades atteints de *lésions rénales*, chez les *calculeux;*

7° Dans la période d'acuité des *accidents syphili- tiques* primitifs et secondaires.

§ 4. *Choix de la saison, durée de la cure, hygiène des baigneurs.*

Bien que l'établissement thermal de Saint-Honoré soit ouvert du 15 mai au 31 septembre, les malades n'arrivent guère que dans les premiers jours de juin, et beaucoup s'y trouvent encore vers la fin de septembre, car le Morvan est renommé pour la beauté et la douceur de ses automnes.

Le choix de la saison ne saurait être, du reste, l'objet de règles absolues; le médecin doit être le seul juge en cette question et choisir les mois les plus favorables au traitement de l'affection dont le malade est atteint.

On conseillera surtout le printemps, ou tout au moins le mois de mai, ou la première quinzaine de juin aux malades qui présentent des manifestations cutanées.

Ainsi que le dit M. Joubert : « Cette opinion, qui s'appuie sur des notions vulgaires de physiologie, représentées dans le langage ordinaire par les ex- pressions *renouvellement du sang, réveil de la sève,* n'est pas trop en désaccord avec la science, qui re- connaît en effet dans toutes nos fonctions une activité nouvelle. »

Il n'en sera cependant pas toujours ainsi, car le plus souvent les affections cutanées ne sont que la manifestation extérieure d'états diathésiques divers.

On devra engager les arthritiques atteints d'affections de la peau, le rhumatisant lui-même, à se rendre de bonne heure à Saint-Honoré, afin que plusieurs mois après leur traitement ces malades puissent bénéficier de l'action excitante de la chaleur sur leurs manifestations cutanées.

On devra, pour la cure des affections des voies respiratoires, choisir les plus beaux jours de l'année, car rien n'est plus dangereux pour les malades présentant ces affections que les variations brusques de température.

Le mois de juin devra surtout être préféré, car, à cette époque de l'année, les malades n'auront pas à redouter de voir s'ajouter aux fatigues du traitement l'action dépressive autant qu'énervante des grandes chaleurs de l'été.

Pour la plupart des gens du monde, aller faire une saison thermale, c'est faire le sacrifice de vingt à vingt et un jours. Passé ce temps, il est très difficile au médecin d'obtenir des malades une prolongation quelconque, et cela se comprend. On a quitté ses affaires, sa famille pour vingt et un jours, et rien n'est plus ennuyeux que de changer une détermination arrêtée avant le départ.

Ne suffit-il pas de réfléchir un instant à pareil préjugé pour être convaincu qu'il ne supporte pas la discussion?

Nous savons bien qu'une eau étant donnée, et celle

de Saint-Honoré ne fait point exception à la règle, il
arrive après un certain temps de son emploi une
espèce de saturation qui ne permet plus de la continuer sans danger ; de là est certainement venue la
cause première de ce temps invariablement fixé autrefois.

Si l'on veut bien remarquer que cette saturation
varie avec le mode d'administration de l'eau, avec
l'âge, le sexe, la constitution, la maladie du sujet, il
sera facile de comprendre qu'il est impossible de
fixer à l'avance la durée d'un traitement.

Mais, dira-t-on, il est des exemples nombreux de
guérisons en vingt et un jours ; nous les admettons ;
s'ensuit-il pour cela qu'on puisse prévoir à l'avance
de pareils résultats, et qu'il ne soit pas prudent de
se tenir en défiance contre ces succès à terme invariable ?

Est-ce en quelques jours que la médication la plus
active pourra combattre une affection chronique, refaire ou modifier une constitution, s'opposer aux ra-
vages faits dans l'organisme par une diathèse souvent héréditaire ?

On ne peut l'espérer, et c'est au médecin seul qu'il
appartient de prononcer sur une pareille question.

Si l'homme doit toujours observer strictement les
règles de l'hygiène, à plus forte raison doit-il en
suivre tous les préceptes lorsqu'il vient à une station
hydrominérale pour y retrouver une santé plus ou
moins compromise.

Faut-il faire suivre aux malades, pendant la cure
thermale, une alimentation spéciale, ou doit-on les

11.

laisser libres de la choisir à leur gré? Nous pensons que si les aliments sont sains, bien préparés, sans trop d'épices, les malades qui viennent à Saint-Honoré ne doivent pas se préoccuper d'une alimentation particulière, et que ce qu'ils auront de mieux à faire sera de se rapprocher autant que possible de leurs habitudes ordinaires.

CHAPITRE V

—

Il n'est pas donné à tous les malades de pouvoir se rendre aux stations minérales qui leur sont indiquées par leurs médecins ; l'emploi des eaux transportées doit-il alors leur être recommandé ?

Pourquoi, pendant si longtemps, a-t-on négligé cet emploi des eaux minérales prises loin des sources ?

Ces eaux doivent-elles être conseillées avant et après une cure faite à la station ?

Quels sont enfin les résultats que l'on doit en attendre dans la thérapeutique ?

Voilà les quelques questions auxquelles nous allons répondre, en ayant comme objectif les eaux de Saint-Honoré.

Que ce soit à cause de l'éloignement, d'occupations incessantes ou de dépenses impossibles, il est certain qu'un grand nombre de malades atteints d'affections chroniques ne peuvent pas se rendre aux stations d'eaux minérales.

Certes, nous ne voulons pas comparer un traitement fait à domicile avec celui qui a lieu à la source même.

Dans ce dernier cas, en effet, le malade abandonne les occupations, les ennuis, les chagrins peut-être, au milieu desquels la maladie a pris naissance.

Mais cependant, et tout en admettant que les eaux prises loin des sources sont moins actives, nous pensons qu'elles doivent être employées dans un grand nombre de cas dont nous parlerons bientôt et qu'elles sont cent fois supérieures aux eaux minérales dites *artificielles*.

Est-il possible, en effet, de comparer ces dernières, fussent-elles préparées avec le plus grand soin et par les chimistes les plus distingués, à celles que la nature compose elle-même dans ses laboratoires souterrains et répand avec abondance dans certains pays privilégiés?

Si, pendant de longues années, les médecins ont négligé l'emploi dans la thérapeutique des eaux transportées, il faut reconnaître les raisons très sérieuses de cet ostracisme, heureusement abandonné aujourd'hui.

Les embouteillages se faisaient mal, et, pour les eaux sulfureuses surtout, dont la décomposition est si rapide, c'était là un écueil difficile à éviter.

Médecins et chimistes expérimentèrent alors différents moyens de conservation. Après les travaux du Dr Treuille, après ceux de M. Porret, M. Filhol vint assurer que la décomposition de l'eau sulfureuse devait être attribuée en partie à la présence de l'air qu'on est obligé d'emprisonner dans le vase.

Enfin, vinrent les auteurs du *Dictionnaire des Eaux minérales*, dont la compétence ne peut pas être discutée.

« Le meilleur moyen d'embouteillage, disent-ils, est loin d'être trouvé encore; des hommes intelligents y consacrent leur activité. » Ces auteurs conseillent l'usage du tube plongeur en vue de limiter le contact de l'air; ils engagent aussi, suivant la méthode de M. Porret, à expulser préalablement l'air du vase à remplir et à le remplacer par un gaz conservateur (azote ou air désoxygéné).

Tous ces moyens peuvent être bons, mais, à coup sûr, ne sont pas pratiques, et, suivant les auteurs que je viens de citer, « on ne pourra arriver à un résultat sérieux que du moment où l'on aura formulé pratiquement, c'est-à-dire économiquement, les moyens de puiser à la source et de transporter l'eau puisée sur les lieux de consommation sans altération sensible. » (*Dictionnaire des Eaux minérales.*)

Ce moyen, sûr et économique, nous l'avons trouvé pour nos eaux, et nous l'avons publié dans le tome XVI des *Annales de la Société d'hydrologie médicale de Paris,* année 1870.

Il est basé sur la quantité considérable d'hydrogène sulfuré qui s'échappe de nos eaux fortement divisées.

Le voilà dans toute sa simplicité :

Une planche percée de trous pouvant recevoir le col d'une bouteille ferme hermétiquement une baignoire. Le robinet d'arrivée de l'eau est ouvert, la soupape est levée. Après quelques instants d'un écoulement continu, l'intérieur de la baignoire est rempli d'hydrogène sulfuré.

Les ouvertures pratiquées dans la planche reçoivent autant de bouteilles retournées, préalablement remplies d'eau sulfureuse qui s'écoule dans l'intérieur de la baignoire et est immédiatement remplacée par de l'hydrogène sulfuré.

Chaque bouteille est alors rapidement placée sous un robinet voisin, remplie de nouveau d'eau sulfureuse et hermétiquement bouchée et capsulée. Inutile de dire que les bouchons ont séjourné pendant quelque temps dans de l'eau sulfureuse.

L'hydrogène sulfuré qui remplace ainsi l'air atmosphérique dans les bouteilles avant leur remplissage définitif, est-il pur ou plus ou moins mélangé d'azote ou d'air atmosphérique ? Une analyse seule pourra nous le dire; ce que je peux assurer, c'est que ce moyen, qui n'a pas encore été employé que je sache, tout simple et primitif qu'il est, nous donne les résultats les plus satisfaisants et que la sulfuration de notre eau est parfaitement conservée.

D'après, le moyen que j'indique, chaque eau minérale devrait sa conservation à son propre gaz.

Depuis cette époque la vente de l'eau de Saint-Honoré a pris une grande extension. Elle est admise depuis longtemps dans les établissements de l'Assistance publique, et chaque année voit augmenter le nombre de ses bouteilles transportées. La moyenne de ces dernières années a été de vingt mille.

Il était facile de prévoir un pareil succès. En effet, l'eau transportée est celle de la *Crevasse*, dont la température est on ne peut plus favorable à sa conservation. Elle contient de plus, suivant l'analyse de Personne, une quantité d'arsenic qui peut être représentée par quatre milligrammes d'arséniate de soude par litre. A ce compte, l'eau de Saint-Honoré n'a pas de similaire en France.

Mode d'administration. — Pour ramener cette eau à sa température à peu près normale, 26°, nous engageons les malades à la mélanger à un peu de lait bouillant ou à une infusion béchique quelconque. Chez les herpétiques, les scrofuleux, nous préférons une tisane amère; chez les arthritiques, nous conseillons habituellement une infusion de reine des prés (*spirea ulmaria*).

C'est à la dose de deux à quatre verres par jour que cette eau est administrée, tout en laissant bien entendu au médecin traitant le soin de diminuer ou d'augmenter cette dose.

Il serait imprudent, en effet, de se passer des conseils de son médecin quand on veut faire à domicile un traitement par les eaux de Saint-Honoré, et je ne peux que répéter ce que j'ai dit ailleurs en parlant d'une cure à l'établissement thermal : des accidents plus ou moins graves peuvent être la conséquence de cette prétention vaniteuse et surtout économique de certains esprits forts qui pensent pouvoir se passer de toute intervention médicale.

Quelle est l'action sur l'organisme de l'eau de Saint-Honoré bue loin des sources?

Elle est, à peu de chose près, la même que celle qui a été sérieusement étudiée dans ce livre, et nous ne pouvons que renvoyer le lecteur, pour plus de détails, au paragraphe qui traite de l'action physiologique et thérapeutique. Disons simplement ici qu'un des premiers effets de cette eau est d'activer

considérablement la digestion et d'augmenter l'appétit, résultat précieux quand il s'agit de combattre
une affection chronique.

Indépendamment de son action élective sur les organes respiratoires, elle active la circulation, augmente les sécrétions. Après un certain temps de son
emploi, les menstrues se régularisent, on voit repa-
raître des hémorroïdes disparues depuis plus ou
moins longtemps. De là les avantages que l'on peut
tirer de leur action chez les personnes qui ont vu
leur santé se troubler par la suppression d'un flux
sanguin habituel.

Quelles sont les affections contre lesquelles on devra prescrire l'eau de Saint-Honoré?

Tout en tenant compte de cette grande vérité que
le médecin doit, pour arriver à la guérison, s'occuper
autant des malades que des maladies dont ils sont
atteints, nous devons cependant indiquer quelles
sont celles qui seront le plus victorieusement combattues par cette médication à la fois sulfureuse et
arsenicales.

Affections de nature lymphatique ou strumeuse.

Les affections qui dépendent de cette maladie générale ont toujours été heureusement modifiées, sinon complètement guéries, par l'eau de Saint-Honoré.
En dehors de la clientèle ordinaire, nous avons eu
l'occasion de la prescrire souvent à l'hôpital de Bil-
lom, et nous en avons toujours obtenu les meilleurs
résultats chez les enfants lymphatiques ou scrofuleux.

Quel est le médecin qui ne rencontre à chaque pas dans les grands centres ces enfants à physionomie lymphatique et qui, pour les gens du monde, sont resplendissants de santé? Quelquefois obèses, la figure bouffie, les muqueuses plus ou moins décolorées, ils sont souvent atteints de blépharites légères mais persistantes, d'engorgement des ganglions cervicaux. Chez eux la muqueuse du larynx et des bronches est d'une extrême susceptibilité, etc., etc. Chez ces enfants *à la beauté lymphatique*, les eaux de Saint-Honoré seront d'une efficacité d'autant plus active que la maladie aura été prise au début.

Chez les jeunes filles dont la menstruation est en retard ou irrégulière, on parviendra souvent à la faire paraître ou à la régulariser. Nous ne saurions assez appeler l'attention sur ce retard dans la venue des règles, car il indique presque toujours un état maladif de l'organisme. Une observation attentive, suivie et de date ancienne nous autorise à formuler cet axiome : *Dans l'immense majorité des cas, la menstruation a paru tardivement chez les femmes atteintes d'affections chroniques graves.*

En somme, l'eau de Saint-Honoré produira toujours d'excellents résultats dans la scrofule, soit que les manifestations de cette maladie générale aient eu lieu sur les muqueuses, soit que le tissu osseux lui-même ait été atteint.

Est-ce au soufre seul que nous devons de pareils résultats? Les auteurs ne sont pas du même avis à cet égard. Nous avons nous-même constaté, dans un travail sur les eaux sulfureuses de Guagno (Corse), l'inefficacité habituelle du traitement sulfureux dans la scrofule.

Serait-ce donc à l'union du soufre, de l'arsenic et du chlorure de sodium que les eaux de Saint-Honoré devraient leurs succès incontestables? Cela est probable, mais nous n'avons qu'à constater ici leur valeur dans cette maladie générale dont les manifestations sont si graves.

Voici une observation qui vient à l'appui de ce que nous venons de dire :

Madame X..., du département de la Seine, vint à Saint-Honoré en 1880 pour une affection des bronches. Elle était accompagnée par sa jeune fille, âgée de 12 ans, et qui présentait cette apparence de santé que l'on rencontre assez souvent chez les enfants atteints de lymphatisme exagéré : très belle carnation, mais tissus adipeux en excès, engorgements des ganglions cervicaux, etc.

Ce fut avec un étonnement extrême que madame X... m'entendit lui conseiller un traitement pour cette enfant si pleine de santé, disait-elle. Je n'insistai pas, et madame X... quitta Saint-Honoré après une saison qui lui fut très profitable.

En mars 1881, elle m'écrivit pour me donner de ses nouvelles, et me dit combien elle regrettait de ne pas avoir suivi mon conseil et soumis à un traitement sa fille qui était en effet malade depuis plusieurs semaines ; on lui faisait prendre de l'huile de foie de morue, en même temps qu'on pratiquait, matin et soir, des frictions sur le cou avec une pommade iodurée.

Sur sa demande, je l'engageai à proposer au médecin traitant de joindre à la médication ordonnée l'usage de l'eau de Saint-Honoré, ce qui fut accepté.

En 1882, je vois ces deux malades. La santé de la jeune fille avait été très améliorée, et je constatai avec plaisir que, sous l'influence de l'eau, la menstruation avait paru sans aucune souffrance.

Mademoiselle X... suivit à Saint-Honoré, avec un plein succès, un traitement qu'il eût été préférable de faire une année plus tôt.

Affections de nature herpétique.

C'est contre l'herpétisme et ses différentes manifestations que l'eau de Saint-Honoré rendra de grands services aux personnes qui ne peuvent se rendre à la saison thermale, ou qui devront, après une cure, continuer la médication à domicile.

Il faut être bien convaincu de cette vérité, c'est que l'herpétisme existe à l'état latent et qu'il ne faut pas regarder les affections de la peau comme son unique manifestation.

Affections de la gorge, du larynx, des poumons, des voies digestives, leucorrhées abondantes, incontinence d'urine, affections nerveuses plus ou moins graves, etc., peuvent être occasionnées par la maladie qui nous occupe. De là l'importance capitale du diagnostic de l'herpétisme à l'état latent, et nous ne pouvons que renvoyer le lecteur au chapitre de ce livre qui traite des diathèses.

Il arrive bien souvent que les affections de la peau alternent avec certaines manifestations viscérales. Cela se rencontre bien souvent chez les femmes, et d'abondantes leucorrhées indiquent alors un état de souffrance de l'utérus. Dans ces cas, nous engageons

les malades à prendre, non seulement de l'eau en
boisson, mais encore en injections renouvelées plusieurs fois par jour.

La congestion herpétique du poumon peut simuler
les affections les plus graves de cet organe, en voici
un exemple on ne peut plus concluant :

M. X..., 50 ans, très nerveux, pas d'hérédité connue,
est malade depuis plusieurs années. Il a eu des névralgies, une affection d'estomac, plusieurs bronchites avec
quelques crachats sanguinolents.

C'est depuis quelques mois surtout que les accidents
sont devenus beaucoup plus inquiétants : amaigrissement
extrême, perte absolue des forces, inappétence, fièvre
presque continue, toux fréquente accompagnée d'une
expectoration abondante et mélangée souvent à du sang.

Plusieurs médecins consultés ont diagnostiqué une
phtisie pulmonaire déjà avancée.

A l'auscultation, nous trouvons, en effet, au sommet
droit, dans la fosse sus et sous-épineuse, quelques râles
sous-crépitants à grosses bulles, mais que nous ne croyons
pas être du râle caverneleux, comme on l'avait pensé.

Dans toute la partie postérieure du poumon droit et à
la partie moyenne surtout, nous constatons notre signe
de l'herpétisme.

Le facies du malade est tout à fait celui que nous avons
décrit, comme accompagnant presque toujours cette maladie générale.

De plus, le système variqueux est excessivement déve-
loppé. Nous nous arrêtons à l'idée d'une simple congestion herpétique du poumon, et l'interrogation de M. X...
vient confirmer notre diagnostic.

Depuis qu'il souffre de la poitrine, nous dit-il, il a vu

cesser une affection de peau caractérisée surtout par un prurit incessant sur tout le corps.

Nous pensons pouvoir rassurer la famille désolée. Nous prescrivons des frictions sèches générales et l'eau de Saint-Honoré à la dose d'un demi-verre matin et soir au début : cette dose sera portée à quatre verres en allant progressivement.

L'amélioration a été rapide, l'eczéma a reparu et trois mois après le prétendu phtisique se portait bien.

Affections de nature arthritique.

Nous ne pouvons que répéter ici ce que nous avons écrit bien souvent : Certains rhumatisants peuvent être en même temps herpétiques; il est facile de comprendre alors que l'eau de Saint-Honoré sera prescrite avec espoir de succès, s'il n'existe pas de contre-indications.

Chez les malades simplement arthritiques, cette eau sera conseillée seulement aux sujets affaiblis soit par l'âge, soit par la souffrance, soit par toute autre cause et, dans ces cas, le traitement sera aussi utile qu'il serait dangereux s'il était prescrit à des sujets jeunes, forts, sanguins ou ayant déjà éprouvé certaines affections des organes circulatoires.

Dans certaines formes latentes de l'arthritisme, l'eau de Saint-Honoré pourra rendre de signalés services au point de vue du diagnostic et du traitement. Voici une observation qui, mieux que tout ce que nous pourrions dire, fera comprendre notre pensée :

M. X... a 64 ans, il est venu pour la première fois à Saint-Honoré en 1875, atteint d'une congestion pulmonaire qui, pour nous, était de nature arthritique, attendu que le malade présentait tous les signes que nous avons fait connaître comme moyen de diagnostiquer cette maladie.

Une amélioration très sérieuse fut le résultat de la saison et coïncida avec une légère douleur à l'orteil gauche. Depuis cette époque, M. X... est revenu plusieurs fois à Saint-Honoré et s'est toujours très bien trouvé de son traitement.

M. X... m'écrivait l'an passé : « Je n'ai pas pu revenir à Saint-Honoré, mais je trouve le moyen de me soulager sans quitter mes affaires ; je prends de l'eau pendant une quinzaine de jours et je vois cesser la toux en même temps que paraît une douleur au gros orteil. Je suis donc bien convaincu de ce que vous m'avez dit : c'est que la congestion de mon poumon est de nature goutteuse. »

Réflexion. — N'est il pas naturel de tirer de cet exemple la conclusion suivante : l'eau de Saint-Honoré, en rappelant une manifestation goutteuse aux extrémités, débarrasse le poumon et met le malade à l'abri d'accidents qui, malheureusement, sont trop souvent funestes ?

Affections de nature syphilitique.

Comme il a été dit dans le courant de ce livre, une saison à Saint-Honoré devient un adjuvant précieux dans le traitement de cette maladie arrivée à une certaine époque de son évolution.

Que peuvent, en pareil cas, les eaux transportées ? Jusqu'à présent, nous ne pouvons les conseiller qu'alors que la médication spécifique est difficilement supportée par l'estomac et dans le but de rendre plus facile l'absorption des médicaments spécifiques,

CONCLUSIONS

1° Les eaux de Saint-Honoré sont les seules eaux thermales sulfurées sodiques et arsenicales de la France;

2° Leur situation géologique, leurs caractères physico-chimiques, ainsi que leurs effets thérapeutiques, les rapprochent beaucoup des sources des Pyrénées et en particulier des Eaux-Bonnes;

3° Leur distribution dans les divers appareils servant à leurs différents modes d'administration est faite dans des conditions telles, leur débit est si considérable, que les malades peuvent bénéficier de tous les principes minéralisateurs qui les constituent;

4° Les résultats obtenus depuis de nombreuses années et expliqués par la présence dans ces sources de composés sulfureux et arsenicaux, permettent de les considérer comme très favorables au traitement des affections chroniques chez les sujets entachés surtout de scrofule ou d'herpétisme.

Dans ces conditions, les manifestations cutanées et viscérales sont toujours heureusement influencées.

5° Les eaux de Saint-Honoré devront être recommandées spécialement dans toutes les affections des voies respiratoires, chez les herpétiques et les strumeux;

6° Les eaux employées suivant les circonstances et

les individus, en inhalations, douches de pieds, bains, grandes douches, donnent d'excellents résultats dans le traitement des localisations viscérales de l'arthritisme, chez les rhumatisants affaiblis, surtout lorsque chez eux des manifestations herpétiques ou scrofuleuses accompagnent les manifestations arthritiques ;

7° On les emploie avec succès dans le traitement des accidents tertiaires ou de la cachexie syphilitique ;

8° Les enfants lymphatiques ou herpétiques retirent de très bons résultats des eaux de Saint-Honoré, tant au point de vue de la prophylaxie des accidents qui les menacent, qu'au point de vue des affections dont ils peuvent être atteints ;

9° Ce n'est pas seulement prises à la source même que les eaux de Saint-Honoré constituent un précieux agent thérapeutique. Embouteillées avec le plus grand soin, elles peuvent être transportées à de grandes distances en conservant dans toute leur intégrité les éléments minéralisateurs qui les constituent.

TABLE DES MATIÈRES

FIN DE LA TABLE.

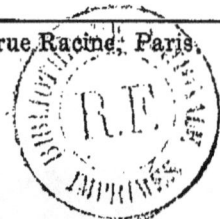

12002. — Imprimerie HENRI JOUVE, 23, rue Racine, Paris.

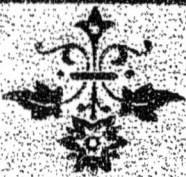

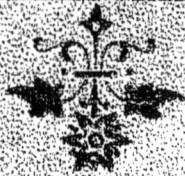

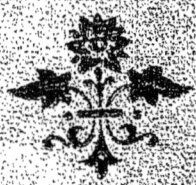

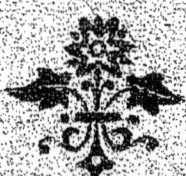

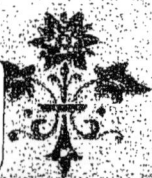

www.ingramcontent.com/pod-product-compliance
Lightning Source LLC
Chambersburg PA
CBHW070518200326
41519CB00013B/2839